Dr. med. Katrin Schaudig • Katrin Simonsen

Hot Stuff

DR. MED. KATRIN SCHAUDIG
KATRIN SIMONSEN

Hot Stuff

WECHSELJAHRE WISSEN *to go*

dtv

Alle Angaben in diesem Buch wurden sorgfältig geprüft. Eine Garantie kann jedoch nicht übernommen werden. Ebenso ist eine Haftung der Autorinnen bzw. des Verlags und seiner Beauftragten für Personen-, Sach- oder Vermögensschaden ausgeschlossen. Da sich die Medizin ständig weiterentwickelt, können zukünftige neue Erkenntnisse nicht ausgeschlossen werden.

4. Auflage 2026

Tumblingerstraße 21, 80337 München
produktsicherheit@dtv.de
Umschlaggestaltung: www.buerosued.de
Umschlagfoto: © MDR Aktuell / Isabel Gruhle / lizenziert durch MDR Media
Satz: Nadine Clemens, München
Gesetzt aus der Minion
Druck und Bindung: CPI books GmbH, Leck
Printed in Germany · ISBN 978-3-423-26437-2

INHALT

KAPITEL 8
WAS ERWARTET MICH NACH DER MENOPAUSE? 231

VORWORT

Die Wechseljahre sind mehr als nur Hitzewallungen. Die Wechseljahre sind auch mehr als das Ende der monatlichen Blutung. Sie sind ein komplexer biologischer Umbau, der unseren Körper dauerhaft verändert. Alle Frauen durchleben diese hormonelle Umstellung – und doch empfinden sie sie ganz unterschiedlich. Denn die Symptome sind derart vielfältig, dass auch Ärztinnen und Ärzte oft nicht den Zusammenhang zwischen Symptomen und Wechseljahren erkennen. Die Folge sind falsche Diagnosen und unnötig lange Leidensgeschichten.

Es liegt uns fern, die Wechseljahre zu problematisieren oder Ihnen Angst davor zu machen. Die Wechseljahre sind ein biologischer Vorgang, den die Evolution so vorgesehen hat. Sie sind der natürliche Übergang von der fruchtbaren zur unfruchtbaren Phase. Und doch wissen wir Frauen noch zu wenig darüber.

In diesem Buch erklären wir die wichtigsten biologischen Zusammenhänge, die hormonellen Veränderungen und ihre Folgen, warum es zu so vielen Symptomen kommt und was jetzt in dieser turbulenten Lebensphase helfen kann. Gleichzeitig wollen wir Einblick in die Wissenschaft rund um die Wechseljahre geben: Was ist mit Studien belegt? Wo tappen wir noch im Dunkeln? Und ist die weit verbreitete Angst vor einer Hormontherapie wirklich berechtigt und welche anderen Behandlungsmöglichkeiten gibt es?

Es muss Schluss damit sein, dass Frauen blindlings in diese Lebensphase stolpern. Die Wechseljahre beginnen früher, als wir denken. Sie dauern länger, als wir denken. Und sie können einen enormen Leidensdruck mit sich bringen. Mit diesem Buch voller Informationen wollen wir Frauen stärken und unterstützen. Denn wenn sie verstehen, was gerade in ihrem Körper passiert, können sie viel besser mit den körperlichen und mentalen Herausforderungen umgehen. Und nicht zuletzt ist es auch tröstlich zu erfahren, dass diese Hormonumstellung vielen von uns zusetzt und »frau« nicht allein ist mit den Problemen, die diese Zeit mit sich bringt. Für einige ist es die schlimmste Zeit ihres Lebens. Andere wiederum feiern die Wechseljahre als Befreiung von der monatlichen Zyklusblutung. Im Zusammenhang mit den Wechseljahren ist nicht selten auch von Neuanfang, Aufbruch und glücklichem Älterwerden die Rede. Diese sehr unterschiedlichen Wahrnehmungen machen es manchmal schwer, auch unter Frauen eine gemeinsame Sprache und Verständnis füreinander zu finden.

Deshalb hier ein paar nüchterne Zahlen: Schätzungsweise neun Millionen Frauen befinden sich in Deutschland gerade in den Wechseljahren. Mindestens zwei Drittel von ihnen berichten über verschiedenste körperliche und mentale Probleme durch die Hormonumstellung. Und ein Großteil klagt über einen sehr hohen Leidensdruck. Es gibt Frauen, die zeitweise krankgeschrieben werden, im Job kürzertreten oder gar nicht mehr arbeiten können. Und ja, es gibt auch Frauen, die problemlos durch diese Zeit gehen. Warum die eine Frau physisch und psychisch so dramatisch leidet und die andere nicht, darauf hat die Wissenschaft bislang keine Antwort. Aber auf jeden Fall muss denen, die einen Leidensdruck haben, geholfen werden!

Wir haben dieses Buch für alle Frauen geschrieben, die gerade mitten in den Wechseljahren stecken, sie schon hinter sich haben oder vielleicht unsicher sind, ob die Wechseljahre bei ihnen schon angefangen haben. Und wir würden uns freuen, wenn dieses Buch auch von denen gelesen wird, die mit diesen Frauen zusammenleben und gewissermaßen mitleiden: ihre Partner und Partnerinnen, ihre Töchter, Söhne und die Freundinnen. Sie alle, ihre Fragen, die sie zu dem Thema »Wechseljahre« haben, ihr manchmal verzweifeltes Bemühen, die Veränderungen in dieser Lebensphase zu verstehen, und die Orientierungslosigkeit, wenn es um konkrete Hilfe bei Beschwerden geht, waren unser Antrieb für dieses Buch. Sie alle wollen wir mit fundiertem Wissen über diese »zweite Pubertät« rüsten – und natürlich insbesondere Frauen zu Expertinnen ihres eigenen Körpers machen. Sie sollen selbstbestimmt und angstfrei durch diese heiße Lebensphase gehen können. Und vielleicht steht am Ende sogar die Erkenntnis, dass das Ganze auch eine positive Seite hat. Mögen die kommenden Jahrzehnte nach den Wechseljahren genau dies beweisen!

ZUM BESSEREN VERSTÄNDNIS

Bevor es losgeht, wollen wir kurz auf eine Sache aufmerksam machen. Wir verwenden in diesem Buch den Begriff »Frau«, um damit das biologische, nicht aber das soziale Geschlecht zu bezeichnen. Wir wissen, dass nicht alle Personen, die mit einem Uterus und Eierstöcken geboren wurden, sich als Frauen fühlen oder bezeichnen und dass es viele Menschen gibt, die sich mit dem angeborenen Geschlecht nicht identifizieren können. Aber die biologischen Vorgänge zwischen Gehirn und Eierstöcken und die Auswirkungen der Wechseljahre und der Postmenopause auf den Körper können alle Personen betreffen, die mit einem Uterus und Eierstöcken auf die Welt gekommen sind. Darum möchten wir sie hier ausdrücklich miteinschließen.

KAPITEL 1

Was passiert in meinem Körper?

WARUM KOMMEN FRAUEN IN DIE WECHSELJAHRE?

Die Fruchtbarkeit von Frauen ist endlich. Statistisch gesehen haben wir ungefähr 35–40 fruchtbare Jahre. Dann ist Schluss. Aber das Ende der Fruchtbarkeit kommt nicht plötzlich. Es ist ein Prozess, der schleichend einsetzt und vieles in unserem Körper auf den Kopf stellt. Damit beginnt die Zeit der Wechseljahre. Unser Körper muss sich hormonell umstellen und das kann mehrere Jahre dauern. Wie lang genau, das ist von Frau zu Frau sehr unterschiedlich. Wir verlassen in den Wechseljahren allmählich die fruchtbare Phase, um schließlich in der unfruchtbaren Phase anzukommen.

Jede Frau kommt in die Wechseljahre. Und das liegt an ihrem Eizellvorrat, der irgendwann aufgebraucht ist. Wann das passiert, hängt davon ab, wie groß der Eizellvorrat ist, den wir bereits als Kind im Mutterleib mitbekommen haben – das variiert von Frau zu Frau. Anders als bei den Männern, bei denen ein Leben lang Spermien nachgebildet werden, damit sie Kinder zeugen können, starten wir Frauen also mit einem individuell festgelegten Eizellvorrat in unser Leben. Dieser »Rucksack« wird bereits in den ersten drei Monaten der Schwangerschaft im Mutterleib für den Embryo gepackt – zwischenzeitlich ist er mit bis zu fünf Millionen Eizellen regelrecht vollgestopft.

Doch diese Eizellen sind sehr empfindlich, viele von ihnen gehen bereits im Mutterleib kaputt. Wenn wir Frauen auf die Welt kommen, sind immerhin noch ungefähr eine Million Eizellen vorhanden. Bis zur Pubertät, also bis zum Beginn des monatlichen Zyklus, schrumpft dieser Eizellvorrat noch mal erheblich. Im Rucksack bleiben im Schnitt etwa 300 000 bis 400 000 Eier übrig. Bei manchen Frauen können es auch weniger sein. Trotzdem klingt das noch immer nach einem stattlichen Vorrat, denn schließlich haben wir jeden Monat nur einen Eisprung – vorausgesetzt, wir sind nicht schwanger oder nehmen die Antibabypille, dann fällt der Eisprung natürlich aus. Müsste also ewig reichen.

Doch Tatsache ist, dass mit jedem Zyklus aus verschiedenen normalen Gründen eine ganze Kohorte Eizellen abstirbt. Und so wird der Eizellvorrat viel schneller aufgebraucht, als man denkt. Erschwerend kommt hinzu, dass unsere Eizellen mit uns altern. Die Eizelle einer 40-Jährigen ist schließlich auch schon 40 Jahre alt und somit natürlichen Alterungsprozessen unterworfen. Und so nähern wir uns zwangsläufig der heißen Phase, in der der »Rucksack« immer leerer wird und unser Eizellvorrat zur Neige geht. Es beginnen die Wechseljahre.

WANN KOMMEN FRAUEN IN DIE WECHSELJAHRE?

Da jede Frau mit einem individuellen Eizellvorrat geboren wird, ist es auch von Frau zu Frau sehr unterschiedlich, wann sie in die Wechseljahre kommt. Statistisch gesehen beginnen die Wechseljahre bei den Frauen in Deutschland mit Anfang bis Mitte 40. Das durchschnittliche Alter für die Menopause, also die letzte Blutung, der ein Jahr keine weitere folgt, wird mit 51 oder 52 Jahren angegeben.

Immer wieder liest man aber, dass Frauen auch früher in die Wechseljahre kommen. Ein solch früher Beginn kann verschiedene Ursachen haben. Möglicherweise haben diese Frauen von vornherein nicht genügend Eizellen im Mutterleib mit auf den Weg bekommen. Das kann durchaus passieren, wenn in der Schwangerschaft der Mutter Probleme auftraten. Denkbar sind Erkrankungen, Medikamente in der frühen Phase der Schwangerschaft, Mangelernährung und vieles mehr. Oder aber es gibt im Lauf des Lebens Gründe, warum der vorhandene Eizellvorrat schneller schrumpft. Das ist beispielsweise bei Raucherinnen der Fall, oder wenn Frauen Operationen an den Eierstöcken, der Gebärmutter und den Eileitern hatten.

Selten kommt es auch zu sogenannten vorzeitigen Wechseljahren. Im medizinischen Fachjargon hieß das früher *climacterium praecox*, heute spricht man von einer »prämaturen Ovarialinsuffizienz«, abgekürzt POI. Bei diesen Frauen beginnen die Wechseljahre nicht nur vor ihrem 41. Lebensjahr, die Betroffenen haben auch ihre letzte Blutung bereits vor dem 40. Geburtstag und ihr Eizellvorrat ist aufgebraucht. So hat die US-amerikanische Schauspielerin Naomi Watts in einem Interview erzählt, dass sie bereits mit 36 Jahren im Wechsel war. Diese Diagnose trifft zum Glück nur etwa ein Prozent der Frauen, es könnten aber auch etwas mehr sein.

Noch seltener ist es, dass Frauen ihre letzte Blutung schon vor dem 35. Lebensjahr haben. Zu den Ursachen dafür zählen neben genetischen Faktoren auch eine Schädigung der Eizellen durch einen Virus, bestimmte Stoffwechselerkrankungen oder auch eine Chemotherapie oder Bestrahlung.

Umso wichtiger ist es, dass diese Fälle von vorzeitigen Wechseljahren als solche von den Frauenärztinnen erkannt und behandelt werden. Die Leitlinien der internationalen Fachgesellschaften empfehlen hier übereinstimmend, den Frauen Hormone zu geben. Denn der vorzeitige Mangel an Östrogen führt neben den üblichen Wechseljahresbeschwerden laut Studien auch zu einem deutlich erhöhten Risiko für Osteoporose, Herz-Kreislauf-Erkrankungen, Diabetes und Demenz. Auch wenn die Wechseljahre bereits zwischen dem 40. und 45. Lebensjahr beginnen, ist man mit einer Hormontherapie aus denselben Gründen sehr großzügig.

WAS IST DER UNTERSCHIED ZWISCHEN PERIMENOPAUSE, MENOPAUSE UND POSTMENOPAUSE?

Im Zusammenhang mit den Wechseljahren gibt es noch immer viele Mythen und Missverständnisse. So ist die Annahme, dass man noch nicht in den Wechseljahren sein kann, wenn man monatlich noch mehr oder minder regelmäßig blutet, eindeutig ein Irrglaube. Denn tatsächlich beginnen die Wechseljahre schon einige Jahre vor der letzten Blutung. Um hier keine Verwirrung zu stiften, müssen wir die drei wichtigsten Begriffe klären.

Wir beginnen mit der Menopause. Der Begriff »Menopause« wird gern synonym für die Wechseljahre verwendet. Im deutschen Sprachgebrauch ist das aber falsch. Denn die Menopause ist kein Zeit*raum*, sondern ein konkreter Zeit*punkt*. Die Menopause ist nichts anderes als die letzte natürliche Blutung, der ein Jahr lang keine weitere spontane Blutung folgt – was man natürlich erst im Nachhinein weiß. Da kurz vor der Menopause die Blutungen oft auch mal einige Monate ausbleiben, ist das manchmal schwierig einzuschätzen.

Die Jahre vor der Menopause und das Jahr danach nennt man Perimenopause. »Peri« kommt aus dem Lateinischen und bedeutet »drum herum«, also die Jahre »um die Menopause herum«. In etwa ist die Perimenopause das, was landläufig mit Wechseljahren gemeint ist. Denn in dieser Zeit findet der hormonelle Wechsel mit seinen zahlreichen physischen und psychischen Symptomen statt. Die Perimenopause kann bei einigen Frauen auch mal bis zu zehn Jahre dauern. Generell zählt man zu den Wechseljahren aber auch noch die Jahre nach der Perimenopause, in denen die damit zusammenhängenden Beschwerden anhalten. Und das können durchaus viele sein.

Die Zeit nach der Menopause, der letzten Regelblutung, wird generell als Postmenopause bezeichnet. »Post« bedeutet im Lateinischen »danach«, es geht hier also um die Zeit »nach der Menopause«.

Frauen bleiben nach diesem Zeitpunkt folglich bis zu ihrem Lebensende postmenopausal.

Es ist wichtig, den Unterschied zwischen Peri- und Postmenopause zu kennen, da diese beiden Phasen für unseren Körper ganz unterschiedliche Herausforderungen mit sich bringen. Ein weiterer Mythos der Wechseljahre besagt nämlich, dass unsere körpereigenen Sexualhormone *allmählich* weniger würden. Zuerst mangele es uns an Progesteron und später an Östrogen. Doch das stimmt so leider nicht. Denn die Perimenopause ist vor allem von starken Hormonschwankungen geprägt. Wir Frauen durchleben einige Jahre lang ein heftiges Auf und Ab der Hormonspiegel, bevor sich in der Postmenopause Östrogen und Progesteron endgültig verabschieden. Wie das zustande kommt, darauf kommen wir im Zusammenhang mit dem weiblichen Zyklus zu sprechen.

Wussten Sie schon?

Östrogen und Progesteron sind die Hormone, die unseren weiblichen Zyklus bestimmen. Sie werden fast ausschließlich in den Eierstöcken, und zwar von den Hüllen der Eizellen, den »Eibläschen« oder »Follikeln«, produziert. Beide haben spezielle Wirkungen im Zyklus. Ihre primäre biologische Aufgabe ist es, den Körper für eine Schwangerschaft vorzubereiten und diese aufrechtzuerhalten.

Auch Testosteron entsteht zu einem guten Teil in unseren Eierstöcken. Seine Produktion ist jedoch weitgehend unabhängig von der Anzahl der Eizellen, hat für den Ablauf des Zyklus nur indirekte Bedeutung und unterliegt auch nicht den wechseljahresbedingten Schwankungen.

WIE ERKENNE ICH, OB ICH SCHON IN DER PERIMENOPAUSE BIN?

Frauen möchten oft gerne wissen, wie sie erkennen können, ob sie schon in den Wechseljahren sind. Am liebsten würden sie dann bei ihrer Frauenärztin oder ihrem Frauenarzt einen Bluttest machen und die Hormonwerte prüfen lassen. Doch gerade in der Perimenopause sind die Hormonwerte selten aussagekräftig, da sie mit dem noch vorhandenen Zyklus stark schwanken und oftmals kein klares Indiz dafür liefern, dass die Perimenopause bereits begonnen hat. Und so liegt der trügerische Schluss oft nahe, dass ja alles noch in bester Ordnung sei. Wesentlich aufschlussreicher sind deshalb die typischen Symptome, die sich mit dem Beginn der Perimenopause einstellen. Erste Anzeichen liefert uns der Zyklus selbst. Wie uhrwerkmäßig verläuft er überhaupt noch? Sind es tatsächlich noch die 26 bis 28 Tage? Oder ist der Zyklus manchmal verkürzt oder dauert er auch mal einige Tage länger? Es empfiehlt sich, gerade jetzt ein Zyklustagebuch darüber zu führen.

Bei vielen Frauen sind Schlafstörungen ein frühes Symptom der beginnenden Wechseljahre. Sie wachen mitten in der Nacht auf und können partout nicht mehr einschlafen. Sehr häufig plagen sie auch ungewöhnlich heftige und/oder verlängerte Monatsblutungen, zunehmende oder neu aufgetretene Migräne, Kopfschmerzen oder Schwindel. Bei manchen Frauen verstärkt sich in dieser Zeit auch das sogenannte prämenstruelle Syndrom (PMS), das sich bei einem Teil der Frauen in körperlichen Beschwerden wie zum Beispiel Brustspannen, Blähbauch und Wassereinlagerungen äußern kann oder aber vor allem die Psyche betrifft: Traurigkeit und Reizbarkeit nehmen in den Tagen vor der Regelblutung an Intensität zu und treten oft schon früher in der zweiten Zyklushälfte auf – im Fachjargon nennt man diese Variante des PMS »prämenstruelles dysphorisches Syndrom«, kurz PMDS.

Weitere allzu typische Symptome der Perimenopause sind Konzentrationsprobleme, Vergesslichkeit, Abgeschlagenheit, Stimmungsschwankungen und eine auffällige Dünnhäutigkeit. Plötzlich können auch Angstzustände oder Panikattacken das seelische Gleichgewicht stören oder es kommt vielleicht sogar zu einer manifesten Depression. Frauen, die schon früher mit psychischen Problemen zu tun hatten, tragen hierfür ein erhöhtes Risiko. Und nicht selten klagen Frauen auch über plötzliches Herzrasen, Herzdruck und Herzstolpern, stetige Gewichtszunahme, Haarausfall und Gelenkschmerzen. Die Liste der möglichen Symptome ist stattlich lang und kann hier nicht vollständig aufgeführt werden. Fest steht jedoch: All diese Symptome können natürlich auch andere Ursachen haben, aber falls sie gerade mit Ende 30 oder Anfang 40 auftreten und für eine Frau neu sind, muss in jedem Fall an die Wechseljahre gedacht werden.

Was die typischen Hitzewallungen mit und ohne Schweißausbrüche angeht: Diese erleben viele Frauen erst in der fortgeschrittenen Perimenopause oder gar erst in der Postmenopause, wenn der Eizellvorrat endgültig erschöpft ist und es zu einem bleibenden Östrogenmangel kommt, der auch mit zunehmender Trockenheit im Bereich der Vagina einhergeht. Häufig können sich in dieser Phase auch schon vorher bestehende Symptome wie Muskel- und Gelenkschmerzen, Schlafstörungen und gedrückte Stimmung fortsetzen oder verstärken. Symptome, die die Kognition betreffen, sind dann oft weniger dominant.

Grundsätzlich gilt: Die Wechseljahressymptome sind äußerst vielfältig und sehr individuell. Während manche Frauen unter der ganzen Bandbreite an Beschwerden leiden, berichten andere von einigen wenigen. Insgesamt am häufigsten wird von Schlafstörungen, Stimmungsschwankungen und Konzentrationsproblemen während der Perimenopause berichtet.

▶ Wie erkenne ich, ob ich schon in der Perimenopause bin?

WAS ÄNDERT SICH NACH DER MENOPAUSE?

Die gute Nachricht: Nach der Menopause wird manches besser. Doch wer glaubt, dass nach der letzten Blutung alles wieder wie vorher wäre, nur eben ohne Zyklus, der irrt. Es beginnt nun die Postmenopause. Die Hormonschwankungen sind Vergangenheit und damit bessert sich auch eine Reihe von Symptomen. Meist braucht der Körper eine Weile, um sich nun an den permanent niedrigen Hormonstatus anzupassen. Manche Frauen berichten, dass die Hitzewallungen nach einer Weile seltener auftreten. Bei vielen Frauen geht es indes erst jetzt in der Postmenopause mit den Hitzewallungen richtig los.

In dieser Phase wird der Östrogenmangel zum Normalzustand und sorgt für neue Herausforderungen. Studien belegen, dass unser Östrogen zuvor einen schützenden Effekt für das Herz-Kreislauf-System, die Knochen und den Stoffwechsel hatte. Jetzt fällt der Schutz weg. Bei manchen Frauen wird in der Postmenopause zu ihrer Überraschung ein neu aufgetretener Bluthochdruck festgestellt, die Blutfettwerte steigen und damit wird das Risiko für eine Arteriosklerose (Arterienverkalkung) größer. Gleichzeitig nimmt die Knochendichte ab. Wer diesbezüglich einen schlechten Ausgangswert hatte, wird langfristig eine Osteoporose entwickeln. Während jede dritte Frau nahezu beschwerdefrei durch die Perimenopause kommt, sind von den Folgen eines dauerhaften Östrogenmangels in der Postmenopause ausnahmslos alle Frauen betroffen. So ist zum Beispiel die vaginale Trockenheit ein Symptom, das praktisch alle Frauen betrifft und nicht mehr verschwindet. Im Gegenteil, mit steigendem Alter nimmt sie weiter zu, was allerdings nicht alle Frauen gleichermaßen stark belastet.

WAS GENAU PASSIERT IN DEN WECHSELJAHREN MIT MEINEN HORMONEN?

Um zu verstehen, was genau mit unseren Sexualhormonen Östrogen und Progesteron in der Perimenopause passiert, ist es hilfreich, uns zunächst anzuschauen, wie der monatliche Zyklus in der fruchtbaren Phase funktioniert.

Wie im Wechsel braucht es auch in der Pubertät einige Jahre, bis alles rundläuft. Der Höhepunkt unserer reproduktiven Phase liegt daher in der Zeit zwischen 20 und 40 Jahren. Die Natur hat es so vorgesehen, dass Frauen so oft wie möglich schwanger werden sollen. Darauf sind die Abläufe in unserem Körper präzise abgestimmt und deshalb haben wir Monat für Monat einen Zyklus. Anders gesagt ist unsere Monatsblutung im Grunde der Ausdruck eines fehlgeschlagenen Versuchs von Mutter Natur, eine Schwangerschaft herbeizuführen.

Der weibliche Zyklus vor den Wechseljahren

Man muss sich das so vorstellen: Zwischen unseren Eierstöcken und dem Zwischenhirn (Hypothalamus) findet ein »ständiger Dialog« statt, der für die Steuerung des Zyklus hauptverantwortlich ist. Jeden Monat laufen sich in unseren Eierstöcken eine ganze Reihe von Eizellen warm, die sie umhüllenden Eibläschen (Follikel) beginnen zu »reifen«. Doch von diesen Eibläschen gewinnt nur eines den Wettlauf und tritt ab dem ersten Zyklustag die Reifung bis zum Eisprung an. Die übrigen für den ersten Tag des Zyklus an der Startlinie stehenden Eizellen sterben ab. Wie entschieden wird, welcher Follikel am Tag eins »das Rennen macht«, ist noch nicht endgültig geklärt, sicher ist aber, dass dieser eine ausgewählte Follikel weitgehend allein für die Hormonproduktion des folgenden Zyklus zuständig ist. Zwei Wochen lang wächst er, wird immer größer und produziert immer mehr

Östrogen. Der Östrogenspiegel steigt zuerst langsam an und ab dem 10. Zyklustag exponentiell. Wenn der Follikel die richtige Größe erreicht hat, hat auch das Östrogenlevel seinen Höhepunkt erreicht. Dann bekommt das Zwischenhirn aus dem Eierstock die Meldung, dass alles für eine Befruchtung bereit ist. Die Antwort von »oben« folgt prompt: Der Follikel erhält das Signal zu platzen. Das Eibläschen zerbirst also und gibt die Eizelle frei (Eisprung), die nun flugs in den Eileiter wandert – in der Hoffnung, dass dort bereits ein Spermium wartet und es dann im Eileiter zur Befruchtung kommt. Nach etwa fünf Tagen Wanderung erreicht die befruchtete Eizelle die Gebärmutter, der Embryo besteht zu diesem Zeitpunkt bereits aus vielen Zellen.

Die Gebärmutter hat unterdessen die erste Zyklushälfte, in der das Eibläschen im Eierstock herangereift ist, genutzt, um mithilfe des Östrogens die Gebärmutterschleimhaut aufzubauen. Dort soll sich die befruchtete Eizelle einnisten. In der zweiten Zyklushälfte nach dem Eisprung wird diese Schleimhaut weiteren Umbaumaßnahmen unterzogen. Dazu wird das Gelbkörperhormon Progesteron benötigt, das unser Körper aus dem geplatzten Follikel herstellt. Dieser wandelt sich zum sogenannten Gelbkörper um, der neben Östrogen vor allem viel Progesteron produziert. Die zentrale Aufgabe des Progesterons ist es, das Nest für die befruchtete Eizelle in der Gebärmutter mit Blutgefäßen, Nerven und Drüsen auszustatten. Das Östrogen ist sozusagen der »Maurer« an der Schleimhaut, das Progesteron (Gestagen) der »Klempner«.

Wussten Sie schon?

Progesteron oder Gestagen? Als Gestagene bezeichnet man generell Substanzen, die die »Klempner-Funktion« an der Gebärmutterschleimhaut ausüben können. Die »Urmutter« aller Gestagene ist das körpereigene Progesteron, das nach dem Eisprung vom sogenannten Gelbkörper gebildet wird. Daher wird es auch oft Gelbkörperhormon genannt. Andere, von der Industrie hergestellte Gestagene – sie werden als synthetische Gestagene bezeichnet – macht man sich beispielsweise bei der Verhütung zunutze oder verwendet sie, um einen regulären Umbau der Gebärmutterschleimhaut sicherzustellen, beispielsweise wenn das körpereigene Progesteron fehlt.

Doch zurück zu unserer wandernden Eizelle. Etwa fünf Tage nach dem Eisprung und einer erfolgreichen Befruchtung kommt nun also ein Embryo in der Gebärmutter an und nistet sich ein. Nach weiteren sechs bis acht Tagen wird an das Zwischenhirn gemeldet, dass es mit der Schwangerschaft geklappt hat. Das Gehirn wiederum gibt nun an den Gelbkörper das Signal, dass er weiter Hormone produzieren und die Schwangerschaft aufrechterhalten soll.

Wenn keine »Schwangerschaftsmeldung« ans Zwischenhirn erfolgt, hört dieses auf, den Gelbkörper anzufeuern, der daraufhin seine Hormonproduktion weitgehend einstellt. Das löst die Monatsblutung aus.

Und das Ganze geht wieder von vorn los – bei den meisten Frauen im Rhythmus von 26 bis 28 Tagen.

Diese ausführliche Schilderung zeigt, wie komplex und fein abgestimmt der monatliche Zyklus abläuft. Wie ein Präzisionsuhrwerk. Zwischenhirn und Eierstöcke kommunizieren die ganze Zeit über Botenstoffe im Blut. So weiß die Hirnanhangdrüse (Hypophyse), wann und wie viel sie von ihren Steuerungshormonen FSH und LH ausschütten muss: Das FSH ist das »follikelstimulierende Hormon« und regt die Reifung des Eibläschens im Eierstock an, das LH hingegen ist das »luteinisierende Hormon« und unter anderem dafür verantwortlich, dass es zum Eisprung kommt.

Der weibliche Zyklus in den Wechseljahren

Im Zwischenhirn wird somit immerzu gemessen und bewertet, was »unten« in den Eierstöcken abläuft – und dementsprechend werden Signale beziehungsweise Botenstoffe an die Hirnanhangdrüse und von dort an die Eierstöcke ausgesendet. Das geht über viele Jahre gut und funktioniert perfekt.

Doch wenn der Eizellvorrat langsam zur Neige geht, gerät der Dialog zwischen oben und unten durcheinander. Bekommt das Zwischenhirn normalerweise immer Signale von vielen Eibläschen, die sich im Eierstock für den nächsten Zyklus bereit machen, sind es plötzlich immer weniger, die sich zurückmelden. Zwischenhirn und Hirnanhangdrüse sind alarmiert und versuchen, die Eierstöcke anzutreiben. Es wird vermehrt FSH ausgeschüttet, um die Eibläschenreifung anzuregen. Der FSH-Wert im Blut steigt an. Am Anfang der Perimenopause kommt es nur ab und an mal zu FSH-Spitzen, doch je mehr sich der Eizellvorrat in den Eierstöcken ausdünnt, umso mehr FSH wird von der Hirnanhangdrüse produziert. Man könnte sagen, dass die Hirnanhangdrüse mit aller Macht versucht, noch mal alles aus den Eierstöcken herauszuholen, um eine Schwangerschaft zu ermöglichen.

Übrigens merken Zwischenhirn und Hirnanhangdrüse bis zum Schluss nicht, dass da nichts mehr zu holen ist: Bis zu unserem Lebensende wird die Hirnanhangdrüse FSH und auch LH in größeren Mengen ausschütten, sodass ein permanent hoher FSH-Wert auch eine eindeutig peri- beziehungsweise postmenopausale Situation signalisiert. Um eine Vorstellung zu bekommen, hier ein Vergleich: Während die Konzentration des follikelstimulierenden Hormons FSH je nach Zyklusabschnitt zwischen 2 und 15 IU/ml liegt, kann sie in der Postmenopause auf über 100 IU/ml ansteigen. Auch der LH-Spiegel steigt dann auf das Vier- bis Fünffache an, ist aber in aller Regel in der Postmenopause niedriger als das FSH.

Die Befeuerung der Eierstöcke mit den Steuerungshormonen aus der Hirnanhangdrüse hat natürlich Folgen. So kann es in der Perimenopause dazu kommen, dass sich in einem Zyklus nicht nur ein Eibläschen für eine mögliche Schwangerschaft bereit macht. Mitunter rüstet sich auch ein zweiter oder dritter Follikel im Eierstock für den Eisprung, möglicherweise nur wenige Tage nach dem ersten. Das hat die Natur so eigentlich nicht vorgesehen. Die Gesetzmäßigkeiten des weiblichen Zyklus geraten dadurch komplett durcheinander und es werden auf einmal ungewöhnlich hohe Hormonwerte im Zyklus erreicht, da ja nun mehrere Follikel gleichzeitig Östrogen und nach erfolgtem Eisprung auch Progesteron produzieren.

Schon im normalen Zyklus schwanken Östrogenwerte sehr stark: Zum Menstruationszeitpunkt liegt der Wert bei ca. 30 pg/ml, kurz vor dem Eisprung bei ca. 300 pg/ml und an den anderen Tagen irgendwo dazwischen. Das heißt, zwischen dem 1. Tag der Blutung und dem 14. Zyklustag, dem durchschnittlichen »Eisprungtag«, steigt der Östradiolspiegel auf das Zehnfache an, was an sich schon sehr bemerkenswert ist. Der weibliche Körper ist somit bereits im »Normalzustand« einem ständigen Auf und Ab der Hormone ausgesetzt. Was wir aber gut aushalten – unser Körper ist an dieses »Ebbe und Flut«-Phänomen gewöhnt.

Doch jetzt, in der Perimenopause, wenn unter Umständen mehrere Follikel kurz hintereinander heranreifen, werden nicht selten zwei- bis dreimal höhere Östrogenwerte als im normalen Zyklus erreicht. Dann spricht man von einer Östrogendominanz, die zu Wassereinlagerungen im Körper, zu spannenden und schmerzenden Brüsten und stärkeren Blutungen führen kann. Im Gegensatz dazu durchleben Frauen insbesondere in der fortgeschrittenen Perimenopause aber auch immer wieder Zyklen, in denen im Eierstock gar nichts passiert, kein Follikel reift, es keinen Eisprung gibt und sich keine Eizelle auf den Weg macht. Dann fehlt es an Östrogen und es herrscht bis zum Anspringen einer neuerlichen Follikelreifung vorübergehender Östrogenmangel. Die Hormonsituation in dieser Phase der Wechseljahre ähnelt einem Tsunami. Erst sinkt der Wasserpegel, der Strand »läuft leer« und es ist kein Östrogen vorhanden, dann aber kommt die große Welle und der Körper wird wieder mit Östrogen überschwemmt.

Und was macht das Progesteron? Progesteron wird ja immer dann gebildet, wenn es zum Eisprung kommt und sich der Gelbkörper aus dem geplatzten Follikel entwickelt. Wenn es in der Perimenopause während eines Zyklus aber keinen Eisprung gibt oder der Eisprung verspätet abläuft, was beides nicht ungewöhnlich ist, kann es zu einer Gelbkörperschwäche kommen. Das heißt, der Gelbkörper produziert Progesteron nicht mehr in ausreichender Menge. Dieser Progesteronmangel kann zu verschiedensten Symptomen führen: Ganz typisch sind Schmierblutungen und Zwischenblutungen oder eine verkürzte zweite Zyklushälfte und Symptome der oben beschriebenen Östrogendominanz. In manchen Zyklen kann es in der zweiten Zyklushälfte aber auch zu einem Zuviel an Progesteron im Verhältnis zum Östrogen kommen. Das ist dann der Fall, wenn zum Beispiel die Follikelreifung unvollständig war und schlicht zu wenig Östrogen gebildet wurde.

Zusammenfassend lässt sich sagen, dass diese turbulente Zeit der Perimenopause durch stark schwankende Hormonzustände geprägt ist: mal zu viel Östrogen, mal zu wenig, mal ausreichend Progesteron, mal zu wenig. Und dazu kommen die verrücktspielenden Steuerungshormone aus der Hirnanhangdrüse. Darüber, was genau im Gehirn passiert, können wir übrigens nur spekulieren – die Vorgänge dort sind tatsächlich noch nicht vollkommen verstanden und entschlüsselt. Was für ein Glück nur, dass die wilde Hormonachterbahnfahrt irgendwann allmählich nachlässt, wenn die Abstände zwischen den Zyklen größer werden und später die Blutungen ganz und gar versiegen. Ab diesem Zeitpunkt gibt es nur noch ganz wenig Östrogen und Progesteron im Körper.

WAS IST NUN DIE URSACHE FÜR MEINE WECHSELJAHRESSYMPTOME?

Wir haben beschrieben, dass die Perimenopause vor allem in unserem Gehirn für viel Unruhe sorgt. Natürlich ist dieses durch den monatlichen Zyklus an ein gewisses Auf und Ab der Hormone gewöhnt. Doch das, was jetzt insgesamt an hormonellen Schwankungen in der Perimenopause auftritt, ist für das Hirn schlichtweg anstrengend.

Die Hirnforschung geht inzwischen davon aus, dass viele der Wechseljahressymptome ihren Ursprung im Gehirn haben. Der verzweifelte Versuch der Hirnanhangdrüse, durch die erhöhte Ausschüttung von FSH und LH sowie weiterer Steuerungshormone im Zwischenhirn die Eierstöcke zu aktivieren, scheint dafür der Auslöser zu sein. Zu diesen neurologischen Auffälligkeiten zählen Schlafstörungen, Konzentrationsprobleme, Wortfindungsstörungen, Brain Fog, Stimmungsschwankungen, Depressionen, Angstzustände und Panikattacken, möglicherweise auch Schwindel und viele mehr. Tatsächlich kann man aber bei vielen Beschwerden bis heute nicht sagen, auf welche Vorgänge im Gehirn sie genau zurückzuführen sind.

Fest steht aber, dass durch die Hormonschwankungen beziehungsweise durch die fehlenden Hormone das komplexe Zusammenspiel vieler Abläufe im Körper gestört wird. Überall in unserem Körper befinden sich sogenannte Hormonrezeptoren, die darauf warten, dass Hormone andocken, um ihre wertvollen Informationen an die Zellen weiterzugeben. So etwa auch am Herz. Ein Hormonumschwung kann beispielsweise zu plötzlichem Herzrasen, Herzdruck und Herzstolpern führen – Symptome, die für die Perimenopause ganz typisch sind. Und das Östrogen, genauer gesagt das 17-Beta-Östradiol, übernimmt sehr viel mehr Aufgaben im Körper, als die meisten von uns denken. Es dient nicht nur der Fortpflanzung, sondern auch dem Energiestoffwechsel und hat entzündungshemmende Eigenschaften. Östrogen hält unsere Gefäße geschmeidig und schützt uns vor Herz-

Kreislauf-Erkrankungen, beeinflusst den Knochenstoffwechsel und den Blutzuckerhaushalt. Das alles gerät nun in Schieflage. Außerdem löst der permanente Östrogenmangel nach der Menopause die lästigen Hitzewallungen aus und ist vermutlich auch für weitere Beschwerden verantwortlich. Ein Teil der bereits vorher bestehenden Symptome kann sich fortsetzen (zum Beispiel schlechter Schlaf, schlechte Stimmung). Gelenkschmerzen nehmen zu, die Vagina wird trockener, die Vulva schrumpft, Schmerzen beim Sex, Dranginkontinenz und Blasenentzündungen treten häufiger auf.

WARUM REAGIEREN FRAUEN SO UNTERSCHIEDLICH AUF DIE WECHSELJAHRE?

Es ist schon verrückt und auch ein wenig ungerecht: Während manche Frauen das Gefühl haben, dass ihnen ihr Leben entgleitet, gehen andere scheinbar problemlos durch die Wechseljahre. Die Forschung geht davon aus, dass es dafür auch eine genetische Disposition gibt. Wenn möglich, könnten Sie also Ihre eigene Mutter bei Gelegenheit einmal fragen, wie es ihr in den Wechseljahren ging und wie lang sie geblutet hat. Studien haben zudem gezeigt, dass übergewichtige Frauen meist häufiger und länger unter Hitzewallungen leiden. Frauen, die in jungen Jahren an einer Essstörung litten oder einen »Baby-Blues« hatten, haben beispielsweise ein größeres Risiko, an Depressionen in der Perimenopause zu erkranken.

Die statistischen Erhebungen belegen, dass knapp ein Drittel der Wechseljahresfrauen kaum über Symptome in der Peri- und Postmenopause klagen. Zwei Drittel haben indes einen großen und die Hälfte von ihnen sogar einen sehr großen Leidensdruck. Und dieser Leidensdruck hat Folgen. In einer deutschen Studie zu den Auswirkungen der Wechseljahre am Arbeitsplatz gaben knapp 20 Prozent der über 55-Jährigen an, vorzeitig in den Ruhestand gehen zu wollen, oder hatten es bereits getan. 24 Prozent aller Befragten hatten bereits Stunden reduziert, 18 Prozent die Stelle gewechselt und knapp 16 Prozent bereits eine Auszeit genommen. Der Schaden, der für die deutsche Wirtschaft durch die Wechseljahre entsteht, wird unabhängig von den Fehl- oder Ausfallzeiten auf jährlich 9,4 Milliarden Euro geschätzt, und zwar allein aufgrund der verminderten Leistungsfähigkeit in den Stunden am Arbeitsplatz.

Diese Zahlen sollen vor allem eines verdeutlichen: Es geht hier nicht darum, dass Frauen mal schwitzen oder mal schlecht schlafen. Es gibt Frauen, bei denen sich die Lebensqualität durch die Wechseljahressymptome gravierend verschlechtert. Sie haben das Gefühl, nicht mehr sie selbst zu sein, und fühlen sich ihrem normalen Alltag nicht mehr gewachsen. Diese Frauen haben einen massiven Leidensdruck, ihnen muss geholfen werden.

Doch leider geschieht das bislang nicht in ausreichendem Umfang. Eine Studie im Auftrag der gesetzlichen Krankenkassen kam 2022 zu dem Schluss, dass Frauen in den Wechseljahren medizinisch unterversorgt sind. Nur jede fünfte Frau bekam eine Hormontherapie angeboten, die für viele Symptome wie Hitzewallungen und Schlafstörungen als die wirksamste Behandlungsmethode gilt. Zudem vergingen zwischen Diagnose und Therapiebeginn im Schnitt eineinhalb Jahre. Und in vielen Fällen wurden die Symptome gar nicht mit den Wechseljahresbeschwerden in Verbindung gebracht.

▸ Warum reagieren Frauen so unterschiedlich auf die Wechseljahre?

KANN ICH DIE WECHSELJAHRE HINAUSZÖGERN?

Es drängt sich die Vermutung auf, dass man vielleicht durch die jahrelange Einnahme der Antibabypille und die damit verbundene Verhinderung des Eisprungs den Eizellvorrat »aufsparen« kann. Das funktioniert aber nicht. Denn die Eibläschen gehen auch ohne einen Eisprung jeden Monat im Eierstock zugrunde. Das erklärt, weshalb unser Vorrat von bis zu 400 000 Eiern im Schnitt nur 30 bis 40 Jahre ausreicht. Theoretisch kann es sein, dass Frauen durch die Pilleneinnahme die Menopause um einige Monate hinauszögern, aber gute Belege gibt es dafür nicht.

Auch die Idee, die Wechseljahre mittels einer Hormontherapie aufzuhalten oder zu verlangsamen, entbehrt jeder Grundlage. Denn entscheidend ist eben allein unser Eizellvorrat und der geht auch dann zur Neige, wenn wir mit einer Hormontherapie beginnen. Es mag sein, dass eine solche Therapie während einer Kinderwunschbehandlung noch mal ein Eibläschen animieren kann, zu reifen und zu platzen. Aber neue Eizellen, um unseren »Rucksack« wieder aufzufüllen, können durch zusätzliche Hormone definitiv nicht gebildet werden.

Manchmal hört man auch die Argumentation, dass man mit einer Hormontherapie die Wechseljahre nur hinauszögert und dann nach Absetzen der Hormonbehandlung die vielen Symptome trotzdem auftreten. Auch das stimmt nicht. Wenn eine Hormontherapie Frauen über die sensible Zeit der Peri- und Postmenopause hinweghilft, holt der Körper die Symptome nach Absetzen der Hormone nicht nach, allerdings kann es dann durchaus wieder zu Hitzewallungen oder anderen Wechseljahresbeschwerden kommen – das ist individuell unterschiedlich. In diesen Fällen können die betroffenen Frauen entweder ihre Hormone weiternehmen oder sich über andere Therapiemöglichkeiten beraten lassen.

WANN IST DAS HORMONCHAOS ENDLICH ZU ENDE?

Die Wechseljahre beginnen nicht nur früher, als wir denken, sie dauern meist auch länger. Gute statistische Angaben über die Dauer der Perimenopause gibt es nicht: Bei manchen Frauen dauert diese Phase nur wenige Jahre. Aber sie kann sich wie gesagt auch mal zehn Jahre hinziehen. Statistisch gesehen erreichen Frauen in Deutschland im Alter von 51 oder 52 Jahren die Menopause, also die letzte Regelblutung. Es gibt aber auch Frauen, die noch mit Ende 50 relativ regelmäßig bluten, andere hingegen haben deutlich früher die letzte spontane Regelblutung – die Gründe hierfür sind vielfältig.

Sonderfälle sind bestimmte Erkrankungen und Operationen, die die Wechseljahre beschleunigen oder die Frauen sofort in die Menopause katapultieren. Das trifft zum Beispiel auf Frauen zu, bei denen Brustkrebs diagnostiziert wurde und die dann mit einer Antihormontherapie behandelt werden. Auch Frauen, denen die Eierstöcke entfernt werden mussten, erleiden einen akuten Hormonmangel und landen direkt in der Postmenopause. Es fehlen dann nicht nur Östrogen und Progesteron, sondern auch Testosteron. Ferner kann es bei Frauen, denen die Gebärmutter entfernt werden musste, zu einem früheren Beginn der Wechseljahre kommen. Der Grund liegt möglicherweise darin, dass nach der Entfernung der Gebärmutter die Eierstöcke nicht mehr ausreichend gut durchblutet werden.

WAS IST EIGENTLICH MIT DEM TESTOSTERON?

Testosteron ist ein Hormon, das man vor allem mit den Männern in Verbindung bringt. Aber auch wir Frauen verfügen über Testosteron. Allerdings ist unser Testosteronspiegel etwa zehnmal niedriger als der der Männer. Dieses Testosteron wird in unseren Eierstöcken und in der Nebennierenrinde gebildet und ein bisschen auch im Fettgewebe. Wir brauchen es nicht nur für unsere Libido, sondern auch für die Versorgung unserer Knochen und Muskeln sowie für eine Reihe von anderen Körperfunktionen.

Die höchsten Testosteronwerte erreichen wir in unserer Jugend. Ab dem jungen Erwachsenenalter nimmt der Testosteronspiegel dann kontinuierlich ab. Im Unterschied zu unseren anderen beiden Sexualhormonen Östrogen und Progesteron schwankt der Testosteronwert im Monatszyklus nur gering und bleibt in den Wechseljahren weitgehend stabil. Auch nach der Menopause wird Testosteron noch im Eierstock und in der Nebennierenrinde gebildet, wenngleich mit zunehmendem Alter kontinuierlich weniger. Klar, denken jetzt einige, dass man deswegen auch immer weniger Lust auf Sex hat. Aber das ist von Frau zu Frau sehr unterschiedlich.

Überhaupt ist es schwierig, eine Aussage darüber zu treffen, welcher Testosteronspiegel für Frauen am besten ist, zumal wir schon in der Jugend mit unterschiedlichen Werten starten. Manche Frauen haben von Beginn an weniger Testosteron als andere, fühlen sich damit aber sehr wohl. Dagegen kann ein Zuviel an Testosteron Probleme bereiten. Ein Beispiel dafür sind Frauen, bei denen das sogenannte Polyzystische Ovar Syndrom (PCOS) diagnostiziert wurde. Sie haben Zyklusprobleme, leiden oft an Insulinresistenz, einem in der Folge entstehenden Übergewicht, Akne, Haarausfall und übermäßiger Gesichts- und Körperbehaarung.

Aktuell wird in Fachkreisen viel darüber diskutiert, wie wichtig

Testosteron generell für das Wohlbefinden von Frauen nach der Menopause sei. Doch bislang ist die Studienlage dazu eher dünn. Aufschlussreiche Erkenntnisse gibt es bisher nur für Frauen, denen die Eierstöcke entfernt wurden: Diesen Frauen fehlen nach der Operation abrupt Östrogen, Progesteron sowie Testosteron. Die Folge sind besonders heftige klimakterische Symptome, aber auch oft ein deutlicher Libidoverlust. Dieser besserte sich in Studien mit der geringen Gabe von Testosteron nachweislich, wobei sich die Dosierung nach den Testosteronspiegeln von jungen Frauen mit noch vorhandenen Eierstöcken richtete.

Erschwerend kommt beim Thema Testosteron hinzu, dass das Messen des weiblichen Testosteronspiegels nicht ganz so einfach ist, weil die meisten Tests für Männer normiert sind. Und viele dieser Tests sind gerade im niedrigen Bereich sehr ungenau. Wenn also im Bluttest bei einer Frau Anfang 50 praktisch kein Testosteron nachweisbar ist, heißt es noch lange nicht, dass sie tatsächlich gar kein Testosteron mehr hat. Zudem bedeutet ein niedriger Spiegel keineswegs, dass die Libido schlecht sein muss. Umgekehrt besagt ein hoher beziehungsweise ein hoch normaler Testosteronspiegel nicht, dass die Libido besonders gut ist. Testosteronwerte bei Frauen müssen also – was die Lust auf Sex anbelangt – mit Vorsicht interpretiert werden.

Und eines noch zum Schluss: Von Messungen des Testosterons im Speichel ist unbedingt abzuraten. Die Werte spiegeln nicht die tatsächlich zirkulierende Testosteronmenge wider.

MUSS ICH IN DEN WECHSELJAHREN NOCH VERHÜTEN?

Unser Eizellvorrat altert mit uns. Das heißt, die Eizellen einer 40-Jährigen sind auch schon 40 Jahre alt. Die Wahrscheinlichkeit, im Alter zwischen 45 und 49 Jahren noch einmal schwanger zu werden, liegt bei 5 Prozent oder sogar deutlich niedriger. Aber Vorsicht: Eine ungewollte Schwangerschaft ist auch in den Wechseljahren möglich. Wer sich bisher auf seinen uhrwerkmäßigen Zyklus verlassen und fruchtbare und unfruchtbare Tage errechnet hat, kann sich nun seiner Sache nicht mehr sicher sein.

Der Zyklus in der Perimenopause trotzt allen Gesetzmäßigkeiten. Manchmal kommt es in einem Zyklus zu zwei oder drei Eisprüngen, selbst im Zeitraum der Monatsblutungen werden Eisprünge beobachtet. Und auch wenn die Blutung bereits ein paar Monate ausgeblieben ist, kann der Eierstock immer noch einmal produktiv werden und ein Ei aus dem »Dornröschenschlaf« wecken. Je jünger die Frau in den Wechseljahren ist, umso höher ist die Wahrscheinlichkeit dafür.

Deshalb richtet sich die Empfehlung der Weltgesundheitsorganisation (WHO), was die Dauer der Verhütung anbelangt, nach dem Alter der Frauen. Wechseljahresfrauen, die unter 50 sind, wird nahegelegt, noch zwei Jahre nach der letzten Blutung zu verhüten. Bei Frauen über 50 sollte die letzte Blutung ein Jahr zurück liegen, bevor auf eine Verhütung verzichtet wird.

KAPITEL 2

Was stimmt auf einmal nicht mit mir?

WELCHE SYMPTOME GELTEN ALS TYPISCH IN DEN WECHSELJAHREN?

Wechseljahre sind mehr als Hitzewallungen. Viel mehr! Mittlerweile geht man von über 30 Wechseljahressymptomen aus. Natürlich ist nicht jede Frau von allen Symptomen betroffen. Und die Symptome treten auch nicht alle zur gleichen Zeit auf, oft überlappen sie sich und machen sich bei jeder Frau unterschiedlich stark bemerkbar. Manches lässt sich auch leichter ertragen als anderes. Aber insgesamt sind Frauen in den Wechseljahren mit einer Komplexität an körperlichen und mentalen Veränderungen und Problemen konfrontiert, auf die sie meist nicht vorbereitet sind.

Gerade zu Beginn der Perimenopause werden die körperlichen Veränderungen und die Missempfindungen oft nicht mit den Wechseljahren in Verbindung gebracht. Schlafstörungen und Antriebslosigkeit werden mit zunehmendem Stress und einer Überlastung durch Beruf und Familie erklärt. Das führt dazu, dass Frauen im mittleren Alter nicht selten zur Psychotherapie geraten wird oder sie sogar mit einer Burn-out-Diagnose in einer Klinik landen. Tatsächlich empfinden sich viele Frauen in dieser Phase als weniger stressresistent als in früheren Jahren. Sie klagen darüber, dass sie sich schlechter konzentrieren können, Wortfindungsstörungen haben, schnell aus der Haut fahren und ihnen schlicht die Energie fehlt, um den Alltag wie gewohnt zu meistern. Das alles sind geradezu typische Anzeichen der Wechseljahre. Doch nicht selten bekommen Frauen zu hören, dass es ja noch nicht die Wechseljahre sein können, weil sie noch jeden Monat bluten. Was für ein Irrtum! Die Veränderungen schleichen sich langsam an. Gerade jetzt sollten Frauen, die keine hormonellen Verhütungsmittel nehmen, ihren Zyklus gut im Auge behalten. Kommt die Blutung einige Tage zu früh oder auch mal Tage zu spät, hat sich die Blutungsstärke deutlich verändert? Das alles sind Anzeichen für den Beginn der Perimenopause.

Auch hinsichtlich der Symptome gilt erhöhte Wachsamkeit. Hier kann ein Zyklustagebuch gut helfen, um den Überblick zu bewahren. Wann genau kommt es zu den Beschwerden? Wiederholen sie sich zyklisch und werden sie vielleicht kurz nach dem Eisprung oder kurz vor der Blutung schlimmer? Die wohlbekannten Hitzewallungen, die viele als das typische Symptom der Wechseljahre kennen, stellen sich übrigens meist erst am Ende der Perimenopause oder in der Postmenopause ein. Etwa 60 bis 80 Prozent der Frauen plagen sich mit Hitzewallungen und Schweißausbrüchen in den Wechseljahren herum. Und diese können unterschiedlich häufig auftreten und unterschiedlich stark ausfallen und unterschiedlich lange anhalten. Es gibt keine Norm.

Typische Symptome der Wechseljahre im Überblick

- Schlafstörungen
- Hitzewallungen mit oder ohne Schweißausbrüche
- Müdigkeit und Abgeschlagenheit
- unregelmäßige, deutlich stärkere oder schwächere Blutungen
- Brustspannen und schmerzende Brüste
- Stimmungsschwankungen, Reizbarkeit und Wutanfälle
- Herzrasen und Herzstolpern
- vermehrte Kopfschmerzen und Migräne
- depressive Verstimmung, Angstzustände, Panikattacken
- Gewichtszunahme
- Konzentrationsprobleme, Brain Fog, Wortfindungsstörungen
- Verschlimmerung eines PMS/PMDS
- Gelenkschmerzen und Muskelschmerzen

- vaginale Trockenheit, Schmerzen beim Sex
- häufige Blasenentzündungen, vermehrter Harndrang
- Libidoverlust

Es gibt auch eine Vielzahl »unspezifischer« Symptome, über die Frauen in der Peri- oder Postmenopause klagen. Sie werden nicht primär mit den Wechseljahren in Verbindung gebracht, treten aber oft in zeitlichem Zusammenhang zu den hormonellen Veränderungen auf. Aus diesem Grund geht man auch hier von Wechseljahressymptomen aus.

Weitere mögliche Symptome der Wechseljahre

- Haarausfall, verstärkte Gesichtsbehaarung, brüchige Nägel
- Schwindel, Tinnitus, Hörsturz, Ohrrauschen
- brennender Mund, brennende Zunge und Zahnfleischprobleme
- Kribbeln und Brennen in Händen und Füßen
- neue und stärker werdende Allergien und Lebensmittelunverträglichkeiten
- Verschlimmerung von Endometriose und Lipödem
- trockene, brennende Augen
- Hautprobleme, zum Beispiel Rosazea
- Verdauungsprobleme, Blähungen, Durchfall, Verstopfung
- veränderter Körpergeruch

WARUM KANN ICH NICHT MEHR SCHLAFEN?

Schlafstörungen stellen für die Mehrheit der Frauen in den Wechseljahren ein großes Problem dar. Sie gehören oft zu den ersten Anzeichen und begleiten die Frauen meist über eine längere Zeit, zum Teil noch bis weit in die Postmenopause hinein. Ganz typisch ist das plötzliche Aufwachen in der Nacht, gern nach wenigen Stunden Schlaf. Es ist, als würde es im Kopf »Ping« machen, und schon beim Aufwachen merkt man, dass man nicht wieder einschlafen wird. Andere Frauen wachen davon auf, dass sie seit Neuestem ein, zwei oder drei Mal in der Nacht auf die Toilette müssen. Während früher das Wiedereinschlafen kein Problem war, beginnt nun aber das Gedankenkarussell zu kreisen. Und plötzlich werden Dinge zum Problem, die bei Tage betrachtet eigentlich gar nicht der Rede wert sind. Wenn es dann doch noch gelingt, nach ein oder zwei Stunden Grübelei wieder einzuschlafen, klingelt oft kurz darauf am Morgen der Wecker – und »frau« ist völlig erschöpft. Diese Schlaflosigkeit ist kräftezehrend und zermürbend. Die betroffenen Frauen fühlen sich ausgelaugt und ihrem Alltag nicht mehr gewachsen. Nicht selten führt das zu Mutlosigkeit und depressiven Verstimmungen.

Während der Großteil der Frauen mit dieser Durchschlafstörung kämpfen, haben andere vermehrt mit Einschlafproblemen zu tun. Auch kommt es vor, dass Frauen früher als sonst aufwachen – und dann die Nacht für sie zu Ende ist. Wie bei allen Symptomen variiert das sehr von Frau zu Frau. Falls man schon seit vielen Jahren unter Schlafmangel leidet, kann es natürlich sein, dass das Schlafproblem gar nichts mit den Wechseljahren zu tun hat – es sei denn, das Problem hat sich akut verschlechtert.

Was genau die Ursachen für diese Schlafstörungen in den Wechseljahren sind, konnte die Forschung noch nicht zufriedenstellend gut klären. Eine Rolle scheint dem Steuerungshormon FSH zuzukommen, das in der Perimenopause vermehrt durch die Hirnanhangdrüse ausgeschüttet wird, um den Eierstock nochmals zu einer Follikelreifung anzuregen. Die dadurch entstehenden plötzlichen Spitzen des FSH könnten die Schaltvorgänge im Gehirn so durcheinanderbringen, dass das Schlafzentrum in Mitleidenschaft gezogen wird. Möglicherweise sind es aber auch oder vor allem die aus dem Zwischenhirn (Hypothalamus) kommenden, dem FSH übergeordneten Botenstoffe, die die Schlafstörungen und später auch die Hitzewallungen auslösen.

Immer wieder kann man im Zusammenhang mit Schlafstörungen in der Perimenopause lesen, dass es primär am Progesteronmangel liegt, der dieses Symptom verursacht. Diese Theorie erscheint wenig plausibel, wenn man bedenkt, dass Frauen generell nur in der zweiten Zyklushälfte überhaupt über Progesteron verfügen. Wäre also der Progesteronmangel für das Schlafchaos verantwortlich, müssten alle Frauen in jungen Jahren auch in der ersten Zyklushälfte schlecht schlafen. Dem ist aber nicht so. Vielmehr scheinen die Schlafprobleme durch das Verrücktspielen der Steuerungshormone und die stark schwankende Aktivität der Eibläschen ausgelöst zu werden.

Was kann ich tun?

Halten die Schlafprobleme eine Weile an, sollten Sie auf jeden Fall die Schilddrüsenfunktion untersuchen lassen: Eine Überfunktion der Schilddrüse kann nämlich Symptome auslösen, die denen der Wechseljahre ähneln, darunter Schlafstörungen, Herzrasen und Unruhe. Das kann man behandeln. Sind die Schilddrüsenwerte in Ordnung, hat man verschiedene Möglichkeiten, die man ausprobieren kann, um dem Schlaf wieder auf die Sprünge zu helfen. Jede Frau muss für sich entscheiden, welcher Weg für sie der richtige ist. Die Empfehlungen reichen von Schlafhygiene über Entspannungsübungen, Atemtechniken, Hypnose und Akupunktur bis hin zu pflanzlicher Unterstützung.

Viele Frauen machen gute Erfahrungen mit Baldrian, wobei bei den Baldrianwurzel-Trockenextrakten auf eine ausreichend hohe Dosierung zwischen 300 mg und 600 mg geachtet werden muss. Auch eine regelmäßige Einnahme von Melatonin zeigt bei manchen Frauen eine gute Wirkung. Die Regelmäßigkeit ist dabei wichtig, damit sich das Gehirn an die Substanz gewöhnen kann. Bei Durchschlafstörungen wird ein retardiertes Melatonin empfohlen, weil es zeitverzögert über mehrere Stunden freigesetzt wird. Was Vitamine angeht, kann Magnesium einen entspannenden und Schlaf unterstützenden Effekt haben. Die hier empfohlene Dosierung liegt bei ca. 300 mg am Abend.

Die traditionelle chinesische Medizin (TCM) und auch die traditionelle europäische Medizin (TEM) sprechen von Organzeiten, in denen bestimmten Organen zu bestimmten Uhrzeiten vermehrte Aktivitäten zugewiesen werden. Dies kann funktionelle Schwierigkeiten einzelner Organe zu bestimmten Uhrzeiten erklären. Es gibt die Theorie, dass es die Leber sein kann, die nächtlich dem Körper das Signal gibt aufzustehen, um durch Bewegung den Galleabfluss zu erleichtern. Es gibt pflanzliche Arzneimittel, die die Leber unterstützen können, wie etwa die Mariendistel. Das darin enthaltene Silimarin kann bei Schlafstörungen unterstützend wirken. Um aber einen wirklich guten Therapieeffekt zu erzielen, sollte man sich von einer Expertin oder einem Experten über die richtige Dosierung und die Dauer der Anwendung beraten lassen.

Generell abzuraten ist indes von klassischen Schlafmitteln. Benzodiazepine und sogenannte Z-Substanzen helfen kurzfristig zwar gut, machen aber in hohem Maße abhängig. Ist der Leidensdruck durch die Schlafstörungen richtig groß, kann man darüber nachdenken, es mit Antidepressiva zu versuchen. Einige Antidepressiva (etwa Mirtazapin, Trimipramin) haben in geringer Dosierung einen schlafanstoßenden Effekt. Besonders gut dosierbar ist dabei das Trimipramin in Tropfenform. Hier reichen bereits drei bis fünf Tropfen für einen besseren Schlaf. Diese Maßnahmen müssen aber unbedingt ärztlich abgesegnet werden, auch wegen möglicher Wechselwirkungen mit anderen Medikamenten.

Und natürlich können Frauen mit ihren Gynäkologinnen und Gynäkologen auch über eine hormonelle Unterstützung bei Schlafstörungen sprechen. Viele Frauen machen gute Erfahrungen damit, abends Progesteron zu schlucken. Dass die Gabe von Progesteron bei Schlafstörungen in Form von Kapseln helfen kann, ist jedoch, wie man vielleicht meinen könnte, nicht die Folge eines Mangelausgleichs, sondern einem ganz anderen Effekt geschuldet: Wenn wir Progesteron schlucken – es also anders in den Körper bringen, als wenn der Eierstock es in den Blutkreislauf ausschüttet –, wird es vom Magen-Darm-Trakt aufgenommen und erst mal direkt und auf einen Schlag in die Leber transportiert. Und was macht die Leber? Sie verstoffwechselt das Progesteron in verschiedene Stoffwechselprodukte – nur ein Teil davon bleibt als Progesteron im Blut und wirkt an der Gebärmutterschleimhaut. Das entscheidende Stoffwechselprodukt für den Schlaf ist jedoch das Allopregnanolon, das im Gehirn am sogenannten GABA-Rezeptor andockt und dort sedierend und angstlösend wirken kann und damit den Schlaf unterstützt. Aber nicht bei allen Frauen schlägt diese Behandlung gut an. Manche reagieren auf das Progesteron mit Schwindel oder Kopfschmerzen oder fühlen sich am Morgen noch hundemüde, sie haben sozusagen einen Hangover.

Gerade wenn Frauen unter den enormen Hormonschwankungen in der Perimenopause leiden, wäre alternativ eine Hormontherapie mit einer östrogenfreien Gestagenpille denkbar. Durch das Gestagen werden nicht nur die Eierstöcke gebremst, auch die Hirnanhangdrüse kann sich entspannen und die Ausschüttung des Steuerungshormons FSH wird gedrosselt. Dadurch besteht eine gute Chance, dass sich die Schlafprobleme bessern, die von den starken Hormonschwankungen getriggert werden. Diese Art der Hormontherapie erklären wir in Kapitel 3 noch mal ausführlicher.

Sollten aber all diese Tipps und Empfehlungen nicht helfen, ist es ratsam, dass Sie eine Fachärztin oder einen Facharzt für Schlafmedizin aufsuchen. Auch ein Besuch im Schlaflabor kann nützlich sein, um andere Ursachen für die Schlafstörungen auszuschließen, wie zum Beispiel eine Schlafapnoe oder auch die sogenannten *restless legs*, ein Phänomen, das in der Peri- und Postmenopause ebenfalls zuzunehmen scheint.

WOHER KOMMT DIE WATTE IN MEINEM KOPF?

Es ist wie verhext. Auf einmal fallen Ihnen die Namen der Kollegen nicht mehr ein. Im Meeting benutzen Sie falsche Wörter, ohne es zu merken. Generell ist es schwieriger, sich auf die eigentlichen Aufgaben zu konzentrieren oder sich Dinge zu merken. Und warum sucht man jetzt ständig nach seinem Schlüssel oder dem Handy? Viele Frauen vergleichen ihren geistigen Zustand mit einer Art Nebel, der ihr Gehirn umhüllt, dem sogenannten Brain Fog. Und der schlechte Schlaf in den Nächten trägt ohnehin nicht dazu bei, dass die Gedanken klarer werden. Gerne bringen wir all diese Misslichkeiten mit Stress und Überlastung in Verbindung, aber nicht mit den Wechseljahren. Doch Konzentrationsprobleme, Brain Fog und Wortfindungsstörungen sind charakteristisch für ein Wechseljahre-Gehirn, das durch Hormonschwankungen der Perimenopause und den Überfluss an Steuerungshormonen aus dem Zwischenhirn und der Hirnanhangdrüse unter Strom steht. Das hatte sich eigentlich auf das regelmäßige monatliche Auf und Ab von Östrogen und Progesteron im Zyklusrhythmus eingerichtet. Die »Hormonwellen« hingegen, die jetzt das Gehirn ziemlich unorthodox überfluten, sind einfach zu viel. Die gute Nachricht ist, dass diese Symptome vor allem in der Perimenopause Probleme bereiten, in der Postmenopause jedoch meist besser werden.

Was kann ich tun?

Frauen, die wegen erheblicher Schlafstörungen oder anderer Wechseljahressymptome eine Hormontherapie beginnen, berichten, dass im Zuge dieser Behandlung auch die Konzentrationsprobleme oft besser werden. Der Nebel lichtet sich also. Ansonsten ist alles gut, was unserem Gehirn guttut. Ein Spaziergang im Park oder im Wald, generell viel Bewegung und Entspannungstechniken sowie Achtsamkeitsübungen entlasten unser Hirn. Auch lohnt es sich, einen Blick auf die Ernährung zu werfen.

Die US-Neurowissenschaftlerin Dr. Lisa Mosconi schreibt, dass man heute wisse, dass das Gehirn das Organ sei, das unter unausgewogener Ernährung am meisten leide. Eine besondere Pflege des Gehirns mittels guter Ernährung sei deshalb unerlässlich. Mittlerweile gibt es Forschungsergebnisse zu verschiedenen Lebensmitteln, die für unser Gehirn förderlich sind und offenbar auch einen gewissen Schutzeffekt vor Alzheimer erzielen können. Zunächst ist es wichtig, ausreichend Flüssigkeit zu sich zu nehmen. Viel Trinken, am besten Wasser, ist somit die erste Empfehlung. Außerdem schützen flavonoidreiche Lebensmittel wie etwa Beeren, Äpfel und Kakao nicht nur die Gehirnfunktion, sondern können auch die Gedächtnisleistung unterstützen. Empfohlen werden auch Omega-3-Fettsäuren und Lebensmittel, die B-Vitamine enthalten. Dazu zählen zum Beispiel fetter Seefisch, Nüsse und Leinsamen. Zum sogenannten Brain Food gehören auch Aminosäuren. Die bezieht unser Gehirn aus eiweißhaltiger Nahrung. Gute Eiweißlieferanten sind unter anderem Eier und Quark, Kichererbsen, Sojamilch und Tofu. Die pflanzlichen Eiweißlieferanten haben den Vorteil, dass sie außerdem verschiedene B-Vitamine, Eisen, Magnesium und Zink enthalten. Apropos Vitamin B12, das können wir Frauen mit zunehmendem Alter nicht mehr so gut in unserem Körper speichern. Studien zeigen, dass ein Viertel der über 65-Jährigen nicht ausreichend mit Vitamin B12 versorgt ist, wo doch B-Vitamine unser Gehirn nachweislich länger fit halten. Die ersten

Symptome eines Vitamin-B12-Mangels sind Müdigkeit, Erschöpfung, verminderte Leistungsfähigkeit und kognitive Einschränkungen. Wer also einen Mangel an B-Vitaminen hat, baut geistig schneller ab.

SCHLAGEN DIE WECHSELJAHRE AUFS GEMÜT?

Stimmungsschwankungen kennen wohl die meisten Frauen in den Wechseljahren nur zu gut. Es ist eine besondere psychische Empfindlichkeit, die sie an sich feststellen müssen. Sie werden dünnhäutig und reagieren nicht mehr angemessen in normalen alltäglichen Situationen. Da kann es schon mal passieren, dass man wegen einer Nichtigkeit hilflos in Tränen ausbricht oder einen fürchterlichen Wutausbruch bekommt, nur weil die Zahnpasta mal wieder nicht zugeschraubt ist. Manche Frauen erkennen sich in dieser Zeit selbst nicht wieder und sind ratlos, woher diese extremen Gefühle auf einmal rühren. In einer Befragung gaben 70 Prozent der Frauen an, dass sie ebendiese Reizbarkeit für das Symptom Nummer eins in den Wechseljahren halten. Und wieder ist es offenbar das Durcheinander an Botenstoffen und Hormonen im Gehirn, das diese besondere Verwundbarkeit in der Perimenopause verursacht.

Einen Vorgeschmack auf ein solches Gefühlschaos haben einige Frauen schon in jüngeren Jahren durchleben müssen, nämlich immer dann, wenn an den Tagen vor der Blutung ihre Stimmung ins Bodenlose kippte und sie in der Früh manchmal am liebsten gar nicht aufgestanden wären. Diese Stimmungsschwankungen sind besser bekannt als PMS (prämenstruelles Syndrom) oder in der besonders schweren Form als »prämenstruelle dysphorische Störung« (PMDS). Letztere gilt inzwischen als Krankheitsbild und muss behandelt werden. Frauen mit PMDS leiden in der zweiten Zyklushälfte unter zunehmender Reizbarkeit und Wutanfällen, Tendenzen zur Depression,

Angst und Anspannung. Manche Frauen beschreiben den Zustand als »Dr. Jekyll und Mr. Hyde«-Phänomen, weil die Wesensveränderung ab der Zyklusmitte derart gravierend ist: Das Leben scheint in zwei Hälften zu zerfallen – gemeint sind die erste und die zweite Zyklushälfte. In den Wechseljahren kann sich diese extreme Gefühlsachterbahn verstärken oder tritt sogar manchmal völlig neu auf.

Warum gehen wir auf PMS und PMDS ein? Offenbar sind es ähnliche Vorgänge, die bei Frauen die PMDS und in den Wechseljahren die schweren Stimmungsschwankungen auslösen. Medizinisch vereinfacht gesagt, scheint bei einer PMDS das eigene Progesteron im Hirn »falsch anzudocken«. Forschungen dazu legen ihren Fokus auf die Reaktion des Gehirns auf das sogenannte Allopregnanolon, ein neuroaktives Steroid (NAS), das aus unserem körpereigenen Progesteron gebildet wird und an bestimmte Rezeptoren im Gehirn andockt. Normalerweise hat es dort eine beruhigende, entspannende, schlafanstoßende und angstlösende Wirkung. Bei den Frauen mit PMDS aber werden genau gegenteilige Reaktionen ausgelöst, nämlich Gereiztheit, Aggressivität, Anspannung und Unruhe – allesamt paradoxe Effekte, die man mit einem dysfunktionalen GABA-Rezeptor im Gehirn erklärt. Eine ähnliche gestörte Interaktion könnte auch für starke Stimmungsschwankungen und eine gestörte Affektkontrolle in den Wechseljahren eine Erklärung liefern. Aktuell wird aber noch dazu geforscht, warum die Hormonschwankungen in der Perimenopause einen so großen Einfluss auf unsere Gemütsverfassung haben können.

Was kann ich tun?

Stimmungsschwankungen sind für die meisten Frauen extrem belastend. Doch allein zu wissen, dass die Wechseljahre »schuld« daran sind und nicht die eigene Unzulänglichkeit, lässt sie etwas gelassener damit umgehen. Aber nicht nur die Frau, auch das Umfeld leidet. Daher ist es natürlich auch wichtig, dass zumindest der Partner oder die Partnerin und Kinder darüber im Bilde sind, was die Ehefrau oder Mutter da gerade durchmacht. So lässt sich vermeiden, dass sich kleine Konflikte zu handfesten Krisen auswachsen.

Außerdem hilft es vielen Frauen, in solchen Stressmomenten kurz innezuhalten und zu überlegen, wie sie sich selbst im Alltag etwas Gutes tun können. Erwiesenermaßen haben eine bewusste Ernährung und Sport sowie das Praktizieren von Entspannungstechniken einen guten Einfluss auf unsere Gemütslage. Auch die Phytotherapie, die Behandlung mit pflanzlichen Heilmitteln, hat einige traditionelle Wirkstoffe wie zum Beispiel das Johanniskraut und die Passionsblume zu bieten, die die trübe Stimmung aufhellen können.

Wenn der Leidensdruck sehr groß ist, sollte aber unbedingt Hilfe bei Experten gesucht werden. Viele Frauenärztinnen und Frauenärzte versuchen gerade in der frühen Phase der Perimenopause durch die zusätzliche Gabe von Progesteron eine Besserung herbeizuführen, in der Hoffnung, dass es die Frauen ausgeglichener und entspannter macht. Doch Vorsicht: Bei manchen Frauen kann das eine gegenteilige Wirkung haben (ganz abgesehen davon, dass es bislang noch völlig unklar ist, was eine durchgehende Progesterongabe in dieser Phase mit unserer Gebärmutterschleimhaut anstellt). Dagegen ist es durchaus denkbar, bei starken Stimmungsschwankungen und depressiven Verstimmungen die Hormonschwankungen durch eine östrogenfreie Pille oder sogar – wenn medizinisch nichts dagegenspricht – durch eine klassische Antibabypille auszubremsen. In solchen Fällen sollte man aber ein Präparat bevorzugen, das natürliches Östrogen und nicht das in den meisten Pillen verwendete Ethinylestradiol enthält. Davon gibt es aktuell drei Pillen auf dem Markt. Wie das genau funktioniert, wird in Kapitel 3 ausführlicher erklärt.

WOHER KOMMEN PLÖTZLICH PANIK UND ANTRIEBSLOSIGKEIT?

Neben Stimmungsschwankungen ist es auch eine zunehmende Ängstlichkeit, die den Wechseljahresfrauen das Leben schwer macht. Nicht selten kommt es in der Perimenopause erstmals zu einer Panikattacke. Meist werden die Frauen davon in alltäglichen Situationen heimgesucht, die dann auf einmal zur unüberwindbaren Herausforderung werden. Das kann eine plötzlich auftretende Flugangst sein oder die Angst, mit dem Auto auf der Autobahn oder durch einen Tunnel zu fahren. Bei manchen Frauen kann sich auch eine manifeste Depression entwickeln.

Die Ursache für diese psychischen Zustände liegt einmal mehr im Gehirn. Noch konnte nicht geklärt werden, welchen Einfluss die immer wieder auftretenden Spitzenwerte der Steuerungshormone FSH und LH konkret auf die Entwicklung von Angststörungen und Depressionen haben. Vermutlich spielen auch die der Hirnanhangdrüse übergeordneten Steuerungshormone aus dem Zwischenhirn (Hypothalamus) eine Rolle. Unbestritten ist aber, dass sich durch die Hormonschwankungen und die Spitzen der Steuerungshormone die Informationsvermittlung im Gehirn verändert. Und wenn das die Bereiche im Gehirn betrifft, die für Affekte, Stimmungen oder für das Merken von Informationen zuständig sind, kann es zu Wutausbrüchen, Depressionen, Ängsten oder auch Konzentrationsproblemen kommen. Die Wechseljahre stellen eine tiefgreifende Veränderungskrise für das Gehirn dar. Das Risiko, in dieser Phase an einer Depression oder einer affektiven Angststörung zu erkranken, steigt erwiesenermaßen um das Zwei- bis Dreifache. Besonders gefährdet sind dabei Frauen, die schon früher Phasen seelischer Erkrankungen durchgemacht haben. Dazu zählen neben Depressionen auch Angst- und Essstörungen, eine PMDS oder auch der sogenannte Baby-Blues. Aus medizinischer Sicht besonders interessant ist die Tatsache, dass in der Perimenopause auch für Frauen, die nie zuvor psychische Probleme hatten, das Risiko steigt, an einer bipolaren Störung zu erkranken. Bei entsprechender Vorerkrankung kann diese wieder aufflackern.

Leider wird oft der Zusammenhang zwischen den Wechseljahren und einer Depression nicht erkannt. Wenn die betroffene Frau Anfang 40 ist und die depressiven Episoden erst seit ein paar Wochen oder Monaten neu aufgetaucht sind, ist es sehr gut möglich, dass der Beginn der Wechseljahre ein Auslöser ist. Insofern lohnt es sich auch hier, eine Art Tagebuch zu führen, um ein mögliches Muster zu erkennen. Wenn Frauen auch bereits über andere Wechseljahressymptome wie Schlafstörungen, Veränderung der Blutungen und Herzstolpern klagen und dann noch depressive Episoden dazukommen, ist es sehr wahrscheinlich, dass das alles mit den Wechseljahren zu tun hat. Die Frage, die der Frauenarzt oder die Frauenärztin dann klären sollte, lautet: Wie stark ist die Lebensqualität der Patientin beeinträchtigt? Sind die Missstimmung und die Antriebslosigkeit nach ein paar Tagen im Zyklus wieder vorbei oder hält die depressive Phase längere Zeit an? Es gibt eindeutige Kriterien, wann von einer Depression gesprochen wird. In diesen Fällen sollte unbedingt der Rat einer Psychiaterin beziehungsweise eines Psychiaters eingeholt werden, um gegebenenfalls über eine psychotherapeutische Behandlung oder auch, je nach Schwere der Depression, über die Einnahme eines Antidepressivums zu entscheiden.

Wussten Sie schon?

Als Hauptkriterien für eine Depression gelten eine gedrückte, depressive Stimmung, Interessenverlust und Freudlosigkeit, Antriebsmangel und Ermüdbarkeit.

Nebenkriterien für eine Depression sind verminderte Konzentration und Aufmerksamkeit, vermindertes Selbstwertgefühl und Selbstvertrauen, Gefühle von Schuld und Wertlosigkeit, übertriebene Zukunftsängste oder »Schwarzsehen«, Suizidgedanken oder -versuche, Selbstverletzungen, Schlafstörungen, verminderter Appetit.

Eine Depression wird festgestellt, wenn mindestens zwei Haupt- und zwei Nebenkriterien vorliegen. Die Beschwerden müssen wenigstens zwei Wochen lang anhalten. Wichtig ist aber nicht nur der derzeitige Gemütszustand, sondern auch der Verlauf der letzten Wochen.

Was kann ich tun?

Wiederkehrende oder länger andauernde depressive Episoden sind unbedingt ernst zu nehmen und sollten einer Ärztin oder einem Arzt anvertraut werden. So kann fachgerecht ermittelt werden, ob es »nur« eine vorübergehende depressive Episode ist, die einen quält, oder bereits eine echte Depression. Denn dann sollte mit einer Psychotherapie dagegengesteuert und bei einer schweren Depression auch mit einem Antidepressivum therapiert werden.

Es gibt mittlerweile Studien, die belegen, dass bei Frauen in den Wechseljahren eine kombinierte Therapie aus Hormontherapie und einem Antidepressivum sehr gute Erfolge bei einer manifesten Depression zeigt. Da das Risiko, an einer Depression zu erkranken, in der Phase der starken Hormonschwankungen am größten ist, besteht das Ziel einer Behandlung darin, ebendiese Schwankungen einzudämmen. Viele Frauen, die wegen anderer Symptome eine Hormontherapie machen, bemerken oft auch eine Verbesserung ihres Gemütszustands. Nachweislich wirken auch Sport und Bewegung an frischer Luft positiv auf unsere Stimmung.

Eine große Bedeutung beim Thema Depression kommt inzwischen der Ernährung und der Darmgesundheit zu. Das Zusammenspiel zwischen Darm und Gehirn ist äußerst komplex und facettenreich. Forscher versuchen gerade zu klären, warum im Darm depressiver Menschen bestimmte Bakterien weniger und bestimmte Mikroben häufiger vorkommen – und welchen Einfluss der dadurch veränderte Stoffwechsel auf die psychische Gesundheit hat.

WARUM GERÄT MEIN HERZ AUS DEM TAKT?

Wenn das Herz aus dem Takt gerät, ist das sehr beängstigend. Aus heiterem Himmel beschleunigt der Puls auf bis zu 180 Schläge pro Minute und ein eigenartiger Druck legt sich auf die Brust. Wer das erlebt, hat schnell zwei Gedanken: Herzinfarkt – und dann Notaufnahme. Doch dort finden die Ärzte bei Frauen in dieser Lebensphase sehr häufig keine »organische« Ursache für die Beschwerden. Denn die Beschwerden haben einen ganz anderen Ursprung: Herzrhythmusstörungen mit Herzrasen (Tachykardie), Herzklopfen und Herzstolpern (Extrasystolen) sind typische Symptome der Wechseljahre. Sie manifestieren sich nur gelegentlich, ungefähr 40 Prozent der Frauen sind davon betroffen. Das Schlimme daran ist, dass sie in jeder Situation auftreten können, auf der Arbeit, auf dem Weg zum Sport oder abends auf dem Sofa. Es braucht keinen Anlass. Wie aus dem Nichts schießt der Puls nach oben und das Herz beginnt davonzugaloppieren. Gerne auch nachts begleitend zur Hitzewallung. Der Leidensdruck, den Wechseljahresfrauen empfinden, ist dabei sehr unterschiedlich.

Was genau die Störungen auslöst, ist noch nicht abschließend geklärt. Sicher ist, dass Hormone wie Östrogen und Testosteron die Herzfunktion sowie den Herzschlag beeinflussen und dass es überall am Herzen Östrogenrezeptoren gibt, die offenbar auch auf die Hormonschwankungen oder den beginnenden Östrogenmangel reagieren. Zudem ist bekannt, dass Frauenherzen in hormonellen Umstellungsphasen wie in der Pubertät, in der Schwangerschaft und eben in den Wechseljahren besonders anfällig sind für Herzrhythmusstörungen, ohne dass diese gefährlich sein müssen. Bei manchen Frauen treten sie auch im Verlauf des monatlichen Zyklus auf, besonders empfänglich sind sie dafür in den ersten beiden Zykluswochen.

Natürlich können Herzrasen oder Herzstolpern auch andere körperliche Ursachen haben. Denkbar sind unter anderem koronare Herzkrankheiten, eine Schilddrüsenüberfunktion, Blutarmut, Nebenwirkungen von Medikamenten, Drogen- oder Alkoholkonsum. Auch ein Eisenmangel, der bei Frauen in der Perimenopause aufgrund der Blutungsstörungen häufig auftritt, kann Herzklopfen und Kurzatmigkeit auslösen. Und ein Mangel an Kalium oder Magnesium kann zu Herzstolpern führen.

Was kann ich tun?

In jedem Fall ist es wichtig, die Ursache für Herzrasen und Herzstolpern ärztlich abklären zu lassen. Ist eine Schilddrüsenüberfunktion der Auslöser, muss diese behandelt werden. Steckt eine ernsthafte Herzerkrankung dahinter, gehört die Patientin in kardiologische Obhut. Bei den meisten Frauen wird aber glücklicherweise keine Krankheit diagnostiziert. Trotzdem gibt es bei wechseljahresbedingten Herzrhythmusstörungen verschiedene Therapieansätze.

In der Herzmedizin wird, was den Mineralstoff Kalium anbelangt, ein eher hoher Wert angestrebt, weil er den Herzschlag regelmäßiger macht, sodass Rhythmusstörungen sowie eine schnelle Herzfrequenz seltener auftreten. Bei den pflanzlichen Medikamenten kann Weißdorn herzstabilisierend und unterstützend wirken. Und natürlich tut gerade unserem Herzen ausreichend Bewegung gut. Schnelles Spazierengehen oder andere Ausdauersportarten trainieren es nachhaltig und regelmäßiger Sport kann sogar den durchschnittlichen Ruhepuls senken. Da das weibliche Herz von Natur aus stärker auf Stress reagiert und jetzt in der Übergangsphase des Wechsels noch ein Stück sensibler ist, ist es überhaupt ratsam, mehr Gelassenheit in unser

Leben zu bringen. Das ist leicht gesagt, wenn wir Frauen berufstätig sind und zu Hause zwei pubertierende Kinder warten oder die pflegebedürftigen Eltern betreut werden müssen. Aber gerade dann lohnt es sich, einfache Entspannungstechniken zu lernen, die man auch ohne viel Zeitaufwand in den Alltag integrieren kann. Und vielleicht lassen sich an der ein oder anderen Stelle der Lebensgestaltung die eigenen Ansprüche ein wenig herunterfahren. Falsch verstandener Perfektionismus stresst nur. Und: Verzicht auf Alkohol ist bezüglich der Rhythmusstörungen sicher sinnvoll!

Bei einem sehr großen Leidensdruck haben Kardiologinnen und Kardiologen auch die Möglichkeit, mit Medikamenten wie Betablockern oder anderen Antiarrhythmika den Herzrhythmus zu stabilisieren. Wenn die Extrasystolen überhandnehmen (das heißt, im Langzeit-EKG werden mehr als 10 000 dieser Extraschläge gezählt), wäre eine sogenannte Verödung über eine Katheterablation eine denkbare Therapie.

WARUM SPINNEN AUF EINMAL MEIN BLUTDRUCK UND MEIN CHOLESTERIN?

Spätestens ab 50 sollten wir Frauen bestimmte Gesundheitsparameter checken lassen und unserer Herzgesundheit besondere Aufmerksamkeit schenken. Viele Frauen haben ihren Blutdruck gar nicht auf dem Schirm. Denn meist wurde ihnen früher beim Arztbesuch gesagt, dass sie einen viel zu niedrigen Blutdruck haben. Insofern machen sie sich diesbezüglich auch keinerlei Sorgen – und fallen dann aus allen Wolken, wenn auf einmal von Bluthochdruck die Rede ist.

Wussten Sie schon?

Lange Zeit galten für Männer und Frauen die gleichen Blutdruck-Zielwerte. Aufgrund neuester Erkenntnisse wurden jüngst die Zielwerte für Frauen nach unten korrigiert. Beim systolischen Blutdruck strebt man weniger als 130 mmHG an und der zweite, der diastolische Wert sollte zwischen 70 und 89 mmHG liegen. Bei Abweichungen von diesen Werten sollte eine medikamentöse Blutdruckeinstellung erfolgen.

Wie kann es anders sein: Auch diese Überraschung hat mit dem fehlenden Östrogen zu tun. In unserer fruchtbaren Phase steuert unser Sexualhormon Östrogen den Zucker- und Fettstoffwechsel, hält die Gefäße geschmeidig und reguliert den Blutdruck. Nun aber, wenn Östrogenmangel herrscht, kommt es zu einem Anstieg der klassischen kardiovaskulären Risikofaktoren wie Bluthochdruck und, ganz typisch, zu erhöhten Cholesterinwerten, insbesondere der LDL-Wert steigt plötzlich an. Außerdem nimmt die Insulinsensitivität unserer Körperzellen ab. Insulin schließt unsere Körperzellen auf, damit dort die Glukose aus dem Blut gespeichert werden kann. Funktioniert das nicht mehr so gut, kann sich aus dieser sogenannten Insulinresistenz früher oder später ein Typ-2-Diabetes entwickeln, einhergehend mit Übergewicht und Anlagerung von viszeralem Bauchfett, das leider viele Stoffe produziert, die die Entzündungswerte im Körper in die Höhe treiben.

Alles in allem lässt sich sagen, dass sich ab der Menopause im Zuge der Stoffwechselveränderung unser Risiko erhöht, an einer Arteriosklerose, also Arterienverkalkung, zu erkranken. Darunter versteht man degenerative Veränderungen an den Gefäßinnenwänden. Dort lagern sich Cholesterin, Fettsäuren und andere Bestandteile aus dem Blut ab und lassen die Gefäßwände dicker und steifer werden. All dies trägt zur Erhöhung des Blutdrucks bei. Die Ablagerungen, auch Plaques genannt, können Schlaganfälle oder Herzinfarkte auslösen. Zur Beruhigung sei jedoch gesagt, dass bei Weitem nicht alle Frauen so eine Insulinresistenz entwickeln, und es gehört, wie auch beim erhöhten Cholesterinwert, eine genetische Veranlagung dazu.

Wussten Sie schon?

Klassische Risikofaktoren für Herz-Kreislauf-Erkrankungen: Bluthochdruck, Diabetes, Fettstoffwechselstörung. All das wird durch Übergewicht, Alkohol- und Nikotinkonsum, Bewegungsmangel und Stress begünstigt.

Die große Berliner Frauenstudie (BEFRI-Studie) hat gezeigt, dass von den Bluthochdruckpatientinnen 77 Prozent postmenopausal sind. Hat uns in der ersten Lebenshälfte unser Östrogen geschützt, holen wir nun in rasantem Tempo bei den klassischen Risikofaktoren für Herz-Kreislauf-Leiden im Vergleich zu Männern auf. Ab 60 häufen sich Bluthochdruck, koronare Herzerkrankungen oder Herzschwäche. Ab 70 steigt unser Risiko für einen Herzinfarkt deutlich – ein Risiko, welches von uns Frauen noch immer unterschätzt wird. Schaut man sich die Statistiken an, sterben 45 Prozent der Frauen an einer Herzerkrankung, was nichts anderes bedeutet, als dass Herz-Kreislauf-Erkrankungen die häufigste Todesursache nicht nur bei den Männern, sondern auch bei uns Frauen sind. Als Risikofaktor Nummer 1 wurde mittlerweile der Bluthochdruck identifiziert. Besteht er über viele Jahre hinweg, erhöht sich das Risiko für Schlaganfall, Herzerkrankungen, Demenz, Nierenfunktionsstörungen und Sehstörungen, vor allem in Verbindung mit einem Diabetes deutlich.

Was kann ich tun?

Unser erster Appell: Behalten Sie Ihren Blutdruck im Auge! Bluthochdruck gilt als stille Krankheit, weil man ihn oft nicht bemerkt. Sollten Bluthochdruck und das LDL-Cholesterin bereits erhöht sein, müssen diese unbedingt gut eingestellt werden, insbesondere dann, wenn weitere Risikofaktoren vorliegen. Denn die Schäden, die dadurch an unseren Gefäßen verursacht werden, sind nicht reversibel, sie bleiben. Deshalb gilt es ferner, mit einem gesunden Lebensstil dagegen anzukämpfen, sodass vielleicht sogar auf Medikamente verzichtet oder deren Dosis reduziert werden kann. Wer also übergewichtig ist, sollte versuchen, Gewicht loszuwerden – auch wenn das in der Postmenopause doppelt schwer ist. Das geht mit gesunder, ausgewogener Ernährung und regelmäßiger, ausreichender Bewegung am besten.

Natürlich könnte man auch fragen: Wieso können wir nicht einfach das fehlende Östrogen ersetzen, um uns vor Herz-Kreislauf-Erkrankungen zu schützen? Was so einfach und logisch klingt, ist leider nicht so leicht zu beantworten. Die medizinischen Fachgesellschaften empfehlen bisher nur dann eine Hormontherapie, wenn Frauen über schwere Wechseljahressymptome wie etwa starke Hitzewallungen klagen. Mit der Gabe von Hormonen profitieren diese Frauen aber aller Wahrscheinlichkeit nach zugleich auch von einem gewissen Schutzeffekt gegen Bluthochdruck und Herz-Kreislauf-Erkrankungen.

Aktuelle Studien zeigen durchweg, dass sich unter der Hormontherapie die Insulinsensitivität verbessert und Frauen seltener Typ-2-Diabetes bekommen, und zwar 30 bis 50 Prozent seltener. Auch bei der Herzgesundheit können Frauen punkten. Hier geht das Risiko für einen Herzinfarkt um 35 Prozent bis 50 Prozent bei den Frauen zurück, wenn sie Hormone direkt nach der Menopause genommen haben. Aus den Zahlen lässt sich aber auch herauslesen, dass Hormone allein eine Herz-Kreislauf-Erkrankung nicht verhindern können. Die entscheidenden Faktoren sind der Lebensstil und allem voran die Vermeidung von Übergewicht. Beides haben Sie in der Hand. Die genetische Disposition hingegen ist, wie sie ist, nämlich bei jeder Frau anders. Generell kann man aber sagen, dass es für die Herz- und Gefäßgesundheit günstig ist, mit der Hormontherapie zeitig zu beginnen, wenn der Hormonmangel gerade einsetzt, also etwa zum

Zeitpunkt der letzten Regelblutung, der Menopause. Dann kann man vermutlich von einem Schutzeffekt für die Gefäße ausgehen. Wenn man hingegen zu lange wartet, ist Studien zufolge der schützende Effekt für die Herzgesundheit nicht mehr gegeben.

WARUM TUT MIR AM MORGEN ALLES WEH?

In Japan ist angeblich die »Frozen Shoulder«, die Schultersteife, das Leitsymptom der Wechseljahre. Darunter versteht man eine zunehmende, sehr schmerzhafte Bewegungseinschränkung des Schultergelenks, die besonders Frauen zwischen 40 und 60 Jahren zu betreffen scheint.

Die eingefrorene Schulter ist aber nur ein Beispiel für eine Vielzahl von Gelenk- und Muskelbeschwerden, über die Frauen in der Lebensmitte klagen. Oft werden diese Beschwerden bei der Hausärztin oder beim Orthopäden diffus als eine Art Rheuma beschrieben, eine klare Ursache ist aber nicht auszumachen, sodass guter Rat teuer ist. Typisch sind Schmerzen in den Fingergelenken, in der Schulter oder den Knien, aber auch andere Gelenke können betroffen sein. Mittlerweile gibt es einen Namen für die morgendliche Steifheit, die Schmerzen in Gelenken und Muskeln, die viele Frauen in der Lebensmitte begleiten: Man spricht vom Muskel-Skelett-Syndrom der Wechseljahre. Schätzungsweise 70 Prozent aller Frauen leiden darunter. Diese Gelenk-, Muskel- und Skelettschmerzen werden zumindest teilweise auf den Rückgang des Geschlechtshormons Östrogen zurückgeführt.

Östrogene haben einen entscheidenden Einfluss auf die Ernährung von Gelenkknorpeln. Sie helfen dabei, Wasser in den Gelenken zu binden und die Gelenkflüssigkeit zu erhalten, was wichtig für die Schmierung und Ernährung des Gelenkknorpels ist. Ein Östrogenmangel macht den Knorpel anfälliger für Abnutzung und die Gelenke empfindlicher für Entzündungen. In Fachkreisen wird diskutiert, dass Östrogene einen schmerzlindernden Effekt haben. Man nimmt sogar an, dass ohne Östrogene Schmerzimpulse direkt ans Gehirn weitergeleitet und stärker wahrgenommen werden.

Was weithin nicht bekannt ist, ist die Tatsache, dass Östrogen auch für das richtige Funktionieren unserer Muskeln eine wichtige Rolle spielt: Durch Östrogenmangel verfettet der Muskel (was auch mit der verminderten Insulinsensitivität zu tun hat), das heißt, die Muskelmasse schwindet zugunsten der Fettmasse. Zudem leidet auch die Kontraktionsfähigkeit der Muskelzellen, was sich logischerweise negativ auf die Muskelkraft und die sportliche Leistungsfähigkeit auswirkt. Fatal, wenn man bedenkt, wie wichtig ausreichende Bewegung im zunehmenden Alter ist.

Was kann ich tun?

Bei Gelenk- und Muskelschmerzen sollten Erkrankungen wie Rheuma, Arthrose oder degenerative Veränderungen ausgeschlossen werden. Liegt keine ernsthafte Erkrankung vor, empfiehlt es sich, ganzheitlich anzusetzen. Gerade Entzündungsprozesse lassen sich gut über die Ernährung steuern. Experten raten dazu, vor allem mehr Gemüse, Nüsse und Hülsenfrüchte zu essen und Omega-3-Öle etwa über fetten Seefisch zu sich zu nehmen. Der Fleischverzehr sollte reduziert werden, denn insbesondere Schweinefleisch enthält viele entzündungsfördernde Fettsäuren. Zudem vermag Zucker Entzündungsreaktionen zu befeuern. Entzündungshemmend hingegen können Gewürze wie Kurkuma, Zimt, Kreuzkümmel, Koriander und Muskatnuss wirken. Auch Brennnessel in verschiedenen Zubereitungen (als Heilpflanzensaft oder Tinktur) und Teufelskralle in Form von Tabletten oder Dragees werden empfohlen, da man ihnen unter anderem eine schmerzlindernde und entzündungshemmende Wirkung nachsagt. Für all diese pflanzlichen Therapieansätze bei hohen Dosierungen (diese sind eigentlich für eine medizinische Wirkung notwendig) sind mögliche Wechselwirkungen mit anderen Medikamenten wie etwa Paracetamol zu berücksichtigen. Zum Einreiben und Massieren können durchwärmende Öle verwendet werden, wie zum Beispiel das Rotöl aus dem Johanniskraut, Arnika- oder Rosmarinöl.

Trotz Schmerzen sollten die Gelenke jedoch regelmäßig bewegt werden. Empfohlen werden gelenkschonende Aktivitäten wie Yoga, Gymnastik, Radfahren oder Spaziergänge. Bewegung ist wichtig, damit die Gelenkknorpel ausreichend mit Nährstoffen versorgt werden und ein Austausch der Gelenkflüssigkeit erfolgen kann.

Zu guter Letzt könnte auch eine Hormontherapie helfen, das Muskel-Skelett-Syndrom zu behandeln. Frauen, die wegen anderer Symptome eine Hormontherapie machen, berichten oft, dass auch die Gelenkschmerzen besser geworden sind. Was man dabei bedenken muss, wird im nächsten Kapitel beschrieben.

WIESO WIRD MEINE MIGRÄNE SCHLIMMER?

Wahrscheinlich hat jede von uns eine Freundin, die unter Migräne leidet. Oder leiden Sie womöglich selbst daran? Migräne ist die häufigste neurologische Erkrankung überhaupt. 14 Prozent aller Frauen und acht Prozent der Männer sind in Deutschland davon betroffen.

Wussten Sie schon?

Als Migräne bezeichnet man eine wiederkehrende Kopfschmerzerkrankung mit Attacken mit einer Dauer von vier bis 72 Stunden. Typischerweise ist der Schmerz einseitig, mäßig bis stark und pulsierend. Begleiterscheinungen sind Übelkeit und Erbrechen sowie Licht- und Lärmempfindlichkeit. 15 bis 20 Prozent der Migränepatienten berichten vor Einsetzen der Kopfschmerzen von einer sogenannten Aura. Das sind neurologische Ausfallserscheinungen, die typischerweise dem Migräneanfall 20 bis 30 Minuten vorausgehen und weniger als 60 Minuten anhalten. Die häufigste Form der Aura ist ein Gesichtsfeldausfall in Verbindung mit Lichtblitzen und gezackten Linien.

Da deutlich mehr Frauen als Männer unter Migräne leiden, liegt die Vermutung nahe, dass auch hier die weiblichen Geschlechtshormone eine Rolle spielen, insbesondere die Hormonschwankungen im Verlauf des Zyklus. Bei Frauen, deren Gehirn dafür sensibel ist, kann der steile Abfall des Östrogenspiegels kurz vor Beginn der Regelblutung einen Migräneanfall auslösen. Es gibt auch Frauen, die zusätzlich in der Zyklusmitte zu Migräne neigen. Auch hier kommt es nach dem Eisprung zur abrupten Absenkung des Östrogenspiegels, wenn auch nicht so stark wie vor der Menstruation. Bei anderen Frauen wiederum tritt die Migräne unabhängig vom Zyklus auf, in diesen Fällen handelt es sich häufiger um eine Migräne mit Aura.

Mit Eintritt in die Perimenopause werden bei vielen Frauen die Attacken häufiger und heftiger oder treten bei manchen auch zum ersten Mal auf. Die starken Schwankungen der Hormone, vor allem die extremen Ausschläge des Östrogenspiegels nach oben und unten sind hierfür die Ursache.

Wir haben im ersten Kapitel beschrieben, dass es in der Perimenopause manchmal zu zwei oder drei Eisprüngen kurz hintereinander kommen kann. Es ist auch möglich, dass Follikel über den Eisprungtermin hinaus bestehen bleiben (Follikelpersistenz) und dann über längere Zeit Östrogen abgeben. In beiden Fällen resultieren daraus hohe Östrogenwerte, die der Auslöser für Migräneattacken mit Aura sein können. Ein Migräneanfall ohne Aura hingegen zeigt sich erfahrungsgemäß immer dann, wenn hohe Östrogenwerte plötzlich abfallen. Die gute Nachricht: Mit der Menopause verbessern sich in vielen Fällen die Symptome und die Migräneattacken werden seltener.

► Wieso wird meine Migräne schlimmer?

Was kann ich tun?

Frauen mit sehr starker Migräne sind meist in ärztlicher Behandlung, in der über einen Zusammenhang zwischen den hormonellen Schwankungen und der Zunahme der Migräne gesprochen werden muss. Aus gynäkologischer Sicht macht es bei den Migränepatientinnen oft Sinn, die Hormonschwankungen zu nivellieren, indem man den Zyklus hormonell ausschaltet. Frauen, die die Pille nehmen, haben kaum Schwankungen der Hormone. Die einwöchige »Pillenpause« geht dann nicht selten mit Migräneanfällen einher – eine durchgehende Pilleneinnahme ist dann oft die Lösung.

Es ist allerdings Vorsicht geboten: Frauen mit Migräne haben generell ein etwas höheres Schlaganfallrisiko als Frauen ohne Migräne, das betrifft vor allem Frauen mit einer Aura-Migräne. Aus diesem Grund muss man mit der Gabe von herkömmlichen kombinierten Antibabypillen sehr zurückhaltend sein. Östrogenfreie Pillen mit gleichzeitiger Anwendung von bioidentischem Östradiol über die Haut (Gel, Spray, Pflaster) stellen dann eine gute Alternative dar. Wie das genau funktioniert und was bei der Therapie zu beachten ist, erklären wir in Kapitel 3.

WIE BEKOMME ICH DIE HITZEWALLUNGEN IN DEN GRIFF?

Hitzewallungen sind zweifellos das bekannteste Symptom der Wechseljahre. Sie gelten als Leitsymptom der Wechseljahre. Noch immer kommt es vor, dass sich Frauen von ihrer Frauenärztin oder ihrem Frauenarzt anhören müssen: »Sie schwitzen nicht, also sind Sie noch nicht in den Wechseljahren.« Was für ein Irrtum! Denn Hitzewallungen treten bei vielen Frauen erst in der fortgeschrittenen Perimenopause oder Postmenopause auf, wenn es zum Östrogenmangel kommt. Manche Frauen berichten auch von einem eigenartigen Brennen von Handflächen und Fußsohlen, ein eher seltenes Symptom der Wechseljahre, das aber genau wie die Hitzewallungen zu den »vasomotorischen Beschwerden« zählt.

Eine große amerikanische Frauengesundheitsstudie (Swan-Studie) hat gezeigt, dass Hitzewallungen im Durchschnitt sieben Jahre andauern. Im Einzelfall können sie folglich auch deutlich länger anhalten und einen enormen Leidensdruck verursachen. Deutlich mehr als jede zweite Frau zwischen 40 und 60 Jahren kennt dieses Phänomen. Dabei ist Hitzewallung nicht gleich Hitzewallung. Im Allgemeinen bezeichnet man damit ein plötzliches, intensives Gefühl von Hitze, das vor allem im Bereich des Oberkörpers und im Gesicht wahrgenommen wird. Hitzewallungen können mit unterschiedlicher Häufigkeit am Tag oder in der Nacht auftreten. Manche Frauen erleben sie stündlich, andere täglich und wieder andere Frauen nur gelegentlich. Jede einzelne Episode dauert zwischen drei und zehn Minuten. Leichte Hitzewallungen werden als plötzliches Wärmegefühl empfunden, während schwere Hitzewallungen meist mit starkem Schwitzen und intensiver Hitzeempfindung einhergehen. Es kommt dann oft zur Rötung der Haut vor allem im Gesicht, am Hals und am Oberkörper. Bei manchen Frauen ist die aufsteigende Hitze sogar mit einem heftigen Herzklopfen, Herzrasen, Unruhe, Kurzatmigkeit, Schüttelfrost und gelegentlich mit Angstzuständen verbunden.

Frauen berichten auch häufig, dass sie in der Nacht plötzlich wach werden und kurz danach die Hitzewallung einsetzt. Nicht wenige haben derart starke Schweißausbrüche, dass sie sich mehrmals in der Nacht umziehen und das Bettzeug wechseln müssen. Keine Frage, das ist extrem belastend, weil dadurch der Schlaf jedes Mal aufs Neue unterbrochen wird und es den Frauen nach einer heftigen Hitzewallung schwerfällt, überhaupt wieder in den Schlaf zurückzufinden.

Was aber löst denn nun die Hitzewallungen aus? Schon lange geht man davon aus, dass das fehlende Östrogen für die Hitze verantwortlich ist. Durch Forschungen konnte in den letzten Jahren diese Vermutung konkretisiert werden: Knackpunkt sind das Wärmeregulationszentrum im Gehirn und die sogenannten KNDy-Neurone, die relativ dicht nebeneinander im Hypothalamus, dem Zwischenhirn, liegen. Der Name KNDy leitet sich von den Botenstoffen **K**isspeptin, **N**eurokinin B und **Dy**norphin ab, die von den KNDy-Neuronen ausgeschüttet werden und für die Steuerung des weiblichen Zyklus entscheidend sind. Der Mangel an Östrogen in der Peri- und Postmenopause bewirkt eine vermehrte Ausschüttung von Neurokinin B, das dann die Entstehung von Hitzewallungen am Wärmeregulationszentrum bewirkt.

Spannend in diesem Zusammenhang ist auch die Erkenntnis, dass sich während der Wechseljahre die thermoneutrale Zone unseres Körpers verändert. Die thermoneutrale Zone bezeichnet einen Temperaturbereich rund um die normale Körpertemperatur, in dem keine Temperaturregulation durch Schwitzen oder Zittern stattfindet. Diese Zone wird in der Menopause merklich schmaler. Das heißt, schon geringfügige Veränderungen der Körpertemperatur im Sinne eines Anstiegs können eine starke Reaktion zur Wärmeabgabe auslösen. Und nicht wenige Frauen erleben neben Hitze- auch Kältewallungen – ein plötzliches, manchmal auch länger anhaltendes Kälteempfinden, selbst wenn es im Raum gar nicht kalt ist.

Was kann ich tun?

Die Frage ist auch hier, wie stark der Leidensdruck im Einzelfall ist. Manche Frauen haben nur selten oder schwache Hitzewallungen und kommen damit gut klar. Bei geringem Leidensdruck helfen kleine Lebensstilveränderungen. Eine kognitive Verhaltenstherapie wird bei stärkeren Symptomen von vielen Fachgesellschaften empfohlen. Auch Akupunktur, Yoga, Hypnose und Achtsamkeitstrainings können Linderung bringen. Die Phytotherapie bietet verschiedene Behandlungsansätze mittels sogenannter Phytoöstrogene, die eine östrogenartige Wirkung entfalten, oder anderer pflanzlicher Wirkstoffe, die nicht primär am Östrogenrezeptor andocken, wie zum Beispiel die Traubensilberkerze oder Salbei in Form von Tee. Manche schwören darauf, Salbeiblätter unter das Bettlaken zu legen. Sie geben ätherische Öle ab, die bei Hitzewallungen helfen können. Am besten ist es, sich hierzu individuell von einer Expertin oder einem Experten beraten zu lassen.

Studien haben zudem gezeigt, dass Frauen mit starkem Übergewicht und einer beginnenden Insulinresistenz besonders heftig und lange unter Hitzewallungen leiden. Ihnen wird daher dringend empfohlen, Gewicht zu reduzieren und sich mehr zu bewegen. Auch eine Ernährung, die den Blutzuckerspiegel senkt, kann Entlastung bringen.

Gute Erfolge bei einem Großteil der Frauen zeigt auch die Hormontherapie, bei der der akute Östrogenmangel ausgeglichen wird und die deutlich wirksamer ist als die oben genannten Behandlungsmöglichkeiten. Ein neuer effektiver Therapieansatz für Frauen, die keine Hormone nehmen wollen oder dürfen, sind sogenannte Neurokinin-B-Antagonisten, die die Bildung von Neurokinin B und deren Wirkung am Wärmeregulationszentrum blockieren. Seit 2024 ist mit Fezolinetant das erste Präparat dieser Wirkstoffgruppe in Deutschland zugelassen. Für Elinzanetant wird die Zulassung aktuell erwartet. Beide Substanzen haben in Studien eine sehr gute Effektivität auf die Hitzewallungen und auch auf den Schlaf gezeigt. Allerdings kann es bei ihnen als seltene Nebenwirkung zu einer Schädigung der Leberzellen kommen. Das muss bei der Verordnung berücksichtigt werden. Welche konkreten Vorgaben es dafür gibt, darauf gehen wir später bei der Frage, für welche Frauen keine Hormontherapie infrage kommen sollte, in Kapitel 3 noch mal ein.

Zum Schluss wollen wir noch erwähnen, dass auch Antidepressiva (insbesondere die SSRI und SNRI) eine Wirkung gegen Hitzewallungen aufweisen. Sie sind allerdings zur Therapie von Hitzewallungen nicht explizit zugelassen und werden in aller Regel nur bei Frauen eingesetzt, die auf keinen Fall Hormone nehmen dürfen.

STÄNDIG BLASENENTZÜNDUNGEN, IST DAS NORMAL?

Während die einen vor allem mit Stimmungsschwankungen zu kämpfen haben, sind andere von immer wiederkehrenden Harnwegsinfekten geplagt. Diese Blasenentzündungen resultieren aus den Veränderungen im urogenitalen Bereich, die durch den Östrogenmangel, der phasenweise schon während der Perimenopause auftritt, verursacht werden. Das fehlende Östrogen wirkt sich auf die Vaginalflora aus. Diese besteht zum großen Teil aus nützlichen Milchsäurebakterien. Unser Geschlechtshormon Östrogen sorgt dafür, dass die Zellen der Vaginalhaut Glykogen produzieren, von dem sich diese Milchsäurebakterien ernähren, um Milchsäure zu produzieren. Dadurch entsteht im Inneren der Vagina ein saures Milieu, welches es Pilzen, Viren oder anderen Bakterien schwer macht, sich übermäßig zu vermehren. Der pH-Wert in der Vagina sollte deshalb immer im leicht sauren Bereich von etwa 4 bis 4,5 liegen. Durch den Mangel an Östrogen steigt der pH-Wert an. Die Folge: eine besondere Empfindlichkeit für Blaseninfekte und Entzündungen der Vagina.

Je länger der Östrogenmangel anhält, umso größer ist die Veränderung im Intimbereich. Tatsächlich kann man von einem Umbau der äußeren und inneren Genitalien sprechen. Dieser macht sich bei vielen Frauen zunächst durch vaginale Trockenheit bemerkbar. Der gesamte Bereich der Vulva inklusive Vulvalippen und Klitoris verändert sich. Die bisher gut durchblutete, empfindliche Vaginalhaut bildet sich zurück. Sie wird immer dünner, trockener, rauer und rissiger. Auch die Vulvalippen werden kleiner, der Eingang der Vagina verengt und die Harnröhre verkürzt sich. Man spricht von einer vaginalen oder urogenitalen Atrophie. Achtung: Die vulvovaginale Atrophie ist das einzige Symptom der Wechseljahre, das nach der Menopause keinesfalls besser wird, sondern mit der Zeit zunimmt. 100 Prozent der Frauen sind davon betroffen, wenngleich bei unterschiedlichem Leidensdruck.

Doch es kommt noch ein weiteres Problem dazu. Auch die Funktion der Harnröhre wird durch den Östrogenmangel gestört. Denn die Nervenzellen und Nervenendigungen an der Harnröhrenöffnung und im unteren Teil der Harnröhre, die zur Wahrnehmung des Harndrangs und dem Entleeren der Blase dienen, agieren hormonabhängig. Sind diese Steuerung sowie die Reizwahrnehmung gestört, kommt es zur Dranginkontinenz.

Wussten Sie schon?

Inkontinenz ist die fehlende oder mangelnde Fähigkeit, den Urin zu halten oder auch kontrolliert abzugeben. Es gibt drei verschiedene Inkontinenzbereiche:

1. Belastungs- oder Stressinkontinenz: Man verliert Urin bei körperlicher Anstrengung beziehungsweise bei Anstieg des Drucks im Bauchraum wie beim Husten, Niesen, Treppensteigen, Joggen – und wenn man herzlich lachen muss!
2. Dranginkontinenz: Der Harndrang schießt ein und man schafft es nicht schnell genug auf die Toilette, weil der Schließmuskel der Harnröhre plötzlich erschlafft. Es geht dann etwas Urin ab.
3. Mischform von Stress- und Dranginkontinenz

Was kann ich tun?

Das Szenario der vulvovaginalen Atrophie klingt Angst einflößend. Doch die gute Nachricht ist, dass man die Atrophie sehr gut mit einer vaginalen Hormontherapie behandeln kann. Diese Behandlung muss allerdings regelmäßig und dauerhaft erfolgen. Dadurch lässt sich nicht nur die Atrophie aufhalten, sondern das Gewebe kann sich auch wieder erholen und neu aufbauen. Dazu verwendet man in den meisten Fällen eine vaginale Creme, Zäpfchen oder Vaginaltabletten, die überwiegend Östriol oder manche auch niedrig dosiertes 17-Beta-Östradiol enthalten. Es gibt auch die Möglichkeit, sich einen Vaginalring, der niedrig dosiert Östradiol abgibt, einzusetzen oder DHEA-haltige Zäpfchen einzuführen. Alle diese hormonhaltigen Produkte sind verschreibungspflichtig, können aber auch im fortgeschrittenen Alter verwendet werden und haben anders als die klassische Hormontherapie keine systemischen Wirkungen, das heißt, keine Auswirkungen auf den ganzen Körper (auch wenn der Beipackzettel das leider anders darstellt). Guter Zusatzeffekt: Die Versorgung der Harnröhrenöffnung mit Östriol kann auch die Dranginkontinenz bessern. Und auch Harnwegsinfekten wird vorgebeugt.

Wer sich entscheidet, ohne hormonelle Hilfe auszukommen, hat mittlerweile eine ganze Palette an Produkten für die Intimpflege zur Auswahl. Mithilfe von qualitativ hochwertigen natürlichen Ölen und Hyaluronsäure wird die Intimhaut hinreichend befeuchtet und gepflegt. Manche Produkte enthalten auch Milchsäure beziehungsweise Milchsäurebakterien, was zu einer gesunden Vaginalflora beiträgt. Sollte die Trockenheit lediglich beim Sex Probleme bereiten, sind auch Gleitmittel eine gute Option.

Nicht wenige Frauen leiden schon seit der Geburt ihrer Kinder unter Stressinkontinenz. Wenn dann auch noch die Dranginkontinenz in den Wechseljahren dazukommt, ist die Verzweiflung natürlich groß. Unser Rat: Holen Sie sich Hilfe. Auch hier gibt es mittlerweile viele verschiedene Therapieansätze. Es lohnt sich, nach einer Urologin oder einem Urologen Ausschau zu halten, die mit dem Thema Wechseljahre und Inkontinenz vertraut sind.

Wussten Sie schon?

Östriol/Estriol (E3) gehört zusammen mit den weiblichen Geschlechtshormonen Östradiol/Estradiol (E2) und Östron/Estron (E1) zur Hormongruppe der Östrogene. Östriol wird hauptsächlich während der Schwangerschaft in der Plazenta hergestellt und wird deswegen auch als Schwangerschaftsöstrogen bezeichnet. Es besitzt eine schwache östrogene Wirkung und wird vor allem zur lokalen Behandlung der vaginalen Atrophie eingesetzt. Es hat in den üblichen Dosierungen keine Auswirkung auf den Organismus. Es gibt noch ein viertes Östrogen, das Estetrol (E4). Es wird ausschließlich in der Leber des Fötus während der Schwangerschaft gebildet. Aktuell wird es als Hormon in einer Antibabypille verwendet. Der Einsatz in der Hormontherapie wird noch geprüft.

WARUM NEHME ICH AM BAUCH IMMER MEHR ZU?

Das fragen sich wahrscheinlich fast alle Frauen in den Wechseljahren. Die Gewichtszunahme ist das Symptom, das viele Frauen am meisten nervt. Irgendwie verändert sich unsere Figur: Saß früher das Fett auf Hüften und Oberschenkeln, wandert es jetzt hoch zum Bauch. Selbst schlanke Frauen ohne Gewichtszunahme klagen darüber, dass der Hosenbund auf einmal enger sitzt. Die Taille scheint zu verschwinden.

Die Gewichtszunahme hat viele Gründe. Einer davon ist, dass sich mit zunehmendem Alter bei den meisten Menschen die Muskelmasse verringert und damit auch unser Bedarf an Kalorien, die wir als Energielieferanten im Ruhezustand zur Aufrechterhaltung der Körperfunktionen benötigen. Da wir aber nicht »altersgerecht« essen und uns meist auch nicht ausreichend bewegen, beobachten wir im Laufe des Lebens eine kontinuierliche Gewichtszunahme, insbesondere in der Lebensmitte nimmt sie bei vielen Frauen Fahrt auf.

Wussten Sie schon?

Kleiner Funfact: Auch unser Eisprung schaltet unseren Stoffwechsel jeden Monat hoch. Wir verbrauchen in der zweiten Zyklushälfte täglich mehr Kilokalorien als in den ersten 14 Zyklustagen. In Studien wird die Differenz des Energieverbrauchs zwischen 100 kcal und 200 kcal pro Tag angegeben – was auch erklärt, warum viele Frauen in der zweiten Zyklushälfte mehr Hunger haben.

Aber zurück zur Frage, warum unser Bauchfett ausgerechnet in den Wechseljahren wächst. Wir haben es hier zum einen mit den altersbedingten Veränderungen im Stoffwechsel zu tun und zum anderen mit den hormonellen Veränderungen in dieser Lebensphase. Hat Östrogen bisher unseren Fett- und Zuckerstoffwechsel positiv beeinflusst und zum Beispiel dafür gesorgt, dass unsere Zellen besser auf Insulin antworten können, bewirkt nun der Östrogenmangel einen Anstieg der Insulinresistenz. Das Hormon Insulin ist dafür zuständig, dass die Glukose aus der Nahrung in die Körperzellen gelangt, dort gespeichert und zur Energiegewinnung abgebaut wird. Bei einer Insulinresistenz ist dieser Mechanismus gestört, die Zellen reagieren weniger empfindlich auf Insulin. Um aber den Blutzuckerspiegel nicht ansteigen zu lassen, schüttet die Bauchspeicheldrüse mehr Insulin aus, um die Versorgung der Zellen aufrechtzuerhalten. Es beginnt ein Teufelskreis. Denn das freischwimmende Insulin im Blut regt unseren Appetit an, fördert unser Hungergefühl und lässt uns später satt sein. Die Folgen: Übergewicht, vermehrte Zunahme von Bauchfett, Prädiabetes und irgendwann auch ein Typ-2-Diabetes. Doch so weit muss es nicht kommen: Einer Insulinresistenz lässt sich gerade in der frühen Phase gut mit einer Ernährungsumstellung und ausreichend Sport entgegenwirken.

Wir haben gerade erklärt, dass eine Insulinresistenz vor allem die Zunahme von Bauchfett begünstigt. Dieses viszerale Bauchfett liegt nicht locker auf den Bauchmuskeln, sondern sitzt zwischen den

Darmschlingen und den inneren Organen. Dort hat es eigentlich die Funktion, unsere Organe zu schützen und – so der Plan der Evolution – in Notsituationen schnell Energie freizusetzen. Da aber in der Regel unsere Energiespeicher voll sind, wird diese Reserve nur selten angegriffen. Und darin liegt das Problem: Wenn das viszerale Bauchfett zu viel wird, droht ernsthafte Gefahr für unsere Gesundheit.

Wussten Sie schon?

Viszerales Bauchfett erkennt man an einem relativ prallen Bauch. Man kann es im Gegensatz zum subkutanen Fett nicht mit den Händen über den Bauchmuskeln in Falten zusammenziehen.

Um abzuschätzen, wie viel Bauchfett man hat, ermittelt man den Taillenumfang. Gemessen wird dazu der Bauchumfang im Stehen oberhalb des Bauchnabels genau zwischen Rippenbogen und Hüfte – diese Knochen kann man gut ertasten. Beim Messen bitte nicht den Bauch einziehen und nicht atmen! Ab einem Taillenumfang von 80 Zentimetern bei Frauen und von 94 Zentimetern bei Männern gilt das Risiko für Folgekrankheiten wie Herzkrankheiten, Schlaganfälle und Typ-2-Diabetes als erhöht.

Was genau macht das viszerale Bauchfett nun so heimtückisch? Das Bauchfett ist stoffwechselaktiv, das heißt, es produziert jede Menge Botenstoffe, die unser Risiko für Herz-Kreislauf-Erkrankungen, Schlaganfälle und Thrombosen in die Höhe treiben. Auch schüttet das viszerale Bauchfett unter anderem das Hormon Leptin aus, das dem Hirn eigentlich Sättigung signalisiert. Doch wenn zu viel Leptin im Blut ist, geht das Sättigungsgefühl verloren und wir essen ungebremst weiter. Fatal, wenn man bedenkt, dass zu viel viszerales Fett auch als Risikofaktor für die Entstehung von Krebserkrankungen gilt.

Was kann ich tun?

Dem viszeralen Bauchfett können wir mit Sport und richtiger Ernährung an den Kragen gehen. Dabei kommt es darauf an, was und wann wir essen. Es geht hier nicht darum, zwanghaft Kalorien zu sparen, es müssen nur die richtigen Kalorien sein, die wir zu uns nehmen.

Studien zeigen gute Erfolge durch das Intervallfasten. Innerhalb von acht Stunden wird ausgewogen gegessen und dann 16 Stunden gefastet. Das führt dazu, dass im Körper der Insulinspiegel sinkt und Hormone ausgeschüttet werden, die den Fettstoffwechsel, die sogenannte Lipolyse, aktivieren, bei der die Fettzellen aus dem Körpergewebe aufgespalten und als Energie für den Stoffwechsel zur Verfügung gestellt werden. Allerdings raten nicht alle Experten und Expertinnen zu dieser Methode.

Generell wird eine Ernährung empfohlen, die zur Hälfte aus Gemüse besteht und wenig tierische Fette und dafür entzündungshemmende Omega-3-Fettsäuren enthält, angereichert mit gesunden Ballaststoffen aus Vollkornprodukten, Hülsenfrüchten und Nüssen. Auch Alkohol und gesüßte Getränke sind tabu, weil sie viele leere Kalorien liefern und den Appetit anregen. Zwischen den Mahlzeiten sollten längere Pausen von mindestens vier bis fünf Stunden liegen, in denen nicht gesnackt wird und auch keine kalorienhaltigen Getränke getrunken werden.

Gänzlich unverzichtbar beim Kampf gegen das Bauchfett ist Bewegung. Auch hier haben Studien gute Erfolge sowohl bei Ausdauersport als auch beim Kraftsport gezeigt. Jede Frau muss selbst herausfinden, was ihr mehr Spaß macht und was bei ihr besser funktioniert. Entscheidend ist, am Ball zu bleiben und vor allem unsere Alltagsbewegung zu steigern.

Auch Schlafmangel und zu viel Stress begünstigen übrigens die Entstehung von Bauchfett. Das Stresshormon Cortisol greift in unseren Blutzucker- und Fettstoffwechsel ein und kann dadurch den Fettabbau verlangsamen und eine Gewichtszunahme bewirken. Außerdem wird durch Schlafmangel vermehrt das appetitanregende Ghrelin gebildet, ein Hormon, das Hunger auslöst, zugleich aber die Fettverbrennung hemmt und dadurch die Fettspeicher des Körpers vergrößert.

WARUM FALLEN MIR PLÖTZLICH SO VIELE HAARE AUS?

Die Haare sind auch nicht mehr das, was sie mal waren. Irgendwie werden sie dünner, kraftloser, glanzloser. Früher hat man jedenfalls nach dem Waschen und Föhnen nicht so viele Haare im Bad aufsammeln müssen. Auch wenn Haarverlust eher mit Männern in Verbindung gebracht wird, leiden auch viele Frauen darunter. Ab dem 50. Lebensjahr ist jede zweite Frau davon betroffen. Haarausfall, ergrauendes Haar – keine bleibt verschont. Dabei gibt es viele unterschiedliche Arten von Haarausfall und leider auch viele Ursachen: Haarausfall kann auf eine Krankheit hinweisen, er ist aber auch Teil unseres Alterungsprozesses und hängt mit den Hormonveränderungen unseres Körpers zusammen.

Meist haben wir das Gefühl, mehr Haare als gewöhnlich zu verlieren, obwohl es durchaus normal ist, täglich Haare zu lassen. Haare unterliegen nämlich einem sich ständig wiederholenden Zyklus aus einer Wachstums-, Übergangs- und Ruhephase. In Letzterer fallen die Haare beim Waschen oder Kämmen aus – bis zu hundert Haare am Tag gilt als normale Quote. Unser Östrogen sorgt in diesem natürlichen Reigen für eine lange Wachstumsphase und zudem für Fülle und Glanz. Durch das Absinken des Östrogens in den Wechseljahren und nach der Menopause verkürzt sich nun der Haarzyklus und die Haare werden dünner.

Hinzu kommt ein relativer Testosteronüberschuss, den wir daran bemerken, dass uns auf einmal borstige Haare an Stellen wachsen, wo wir vorher keine hatten. Sie kennen das sicher auch, das »Damenbärtchen« oder die ungeliebten »Hexenhaare« am Kinn.

Die Haarwurzeln mancher Frauen reagieren sogar sehr empfindlich auf das Testosteron oder genauer gesagt auf das Testosteron-Endprodukt Dihydrotestosteron (DHT), das sich regulär auch in den Zellen befindet, die die Haarfollikel in der Kopfhaut umgeben. Bindet sich zu viel DHT an die sogenannten Androgenrezeptoren, führt das zu vermehrtem Haarausfall. Vor allem wird die Haardecke auf dem Oberkopf dünner, meist bemerkt man, dass der Mittelscheitel lichter wird. Hautärzte diagnostizieren in solchen Fällen eine androgenetische Alopezie, also einen erblich bedingten Haarausfall, der durch männliche Hormone (Androgene) getriggert wird.

Aber nicht jeder Haarausfall bei uns Frauen ist erblich bedingt. Deshalb ist es wichtig, die möglichen Ursachen zu kennen und sich bei hohem Leidensdruck eine Diagnose bei der Hautärztin oder dem Hautarzt einzuholen. So kann etwa eine Schilddrüsenerkrankung die Ursache für Haarausfall sein, auch Autoimmunerkrankungen können mit Haarverlust einhergehen. Frauen leiden generell häufiger an Autoimmunerkrankungen als Männer, wie etwa der Alopecia areata, besser bekannt als »kreisrunder Haarausfall«.

In jedem Fall lohnt es sich auch zu prüfen, ob nicht ein Nährstoffmangel der Grund des Übels sein kann. Gerade in der Perimenopause haben viele Frauen durch die starken Blutungen einen akuten Eisenmangel, der sehr häufig Haarausfall bedingt. Außerdem kann auch übermäßiger Stress unseren Haaren zu Leibe rücken. Und wundern Sie sich nicht, wenn die Ärztin oder der Arzt bei der Diagnose des Haarausfalls auch nach Medikamenten fragt, die Sie vielleicht erst seit einiger Zeit einnehmen. Denn sowohl Blutdruckmedikamente als auch Lipidsenker und Blutverdünner können einen stärkeren Haarausfall verursachen.

Was kann ich tun?

Haarausfall ist nicht gleich Haarausfall. Deshalb lohnt es sich, nach den oben angeführten Ursachen zu schauen. Was sich meist mittels einer Blutuntersuchung prüfen lässt. Kontrolliert werden sollten neben den Schilddrüsenhormonen das Ferritin (Eisenspeicher), die B-Vitamine inklusive Biotin, Zink und Selen. Auch einigen anderen Mikronährstoffen und Vitaminen wird nachgesagt, dass sie das Haarwachstum positiv beeinflussen.

Insbesondere bei deutlich zunehmendem Haarausfall sollten unbedingt einmal die Werte der männlichen Hormone, der Androgene, untersucht werden: Testosteron, DHEA-S und eventuell auch Androstendion. Warum? Weil es in der Postmenopause zu einer Überaktivierung bestimmter Zellen im Eierstock kommen kann, die vermehrt Androgene bilden. Ganz selten, und das ist wirklich die Ausnahme, gibt es auch Tumore, die Androgen produzieren. Doch allein, um das definitiv auszuschließen, sollte zumindest einmal eine entsprechende Blutuntersuchung durchgeführt werden. Auch die Bestimmung des sexualhormonbindenden Globulins (SHBG) ist wichtig. Wie der Name sagt, besteht seine Aufgabe darin, Testosteron zu binden. Im Normalfall kommt Testosteron zu 99 Prozent in gebundener Form vor, nur ein Prozent ist frei verfügbar und damit biologisch wirksam. Wenn also der SHBG-Spiegel niedrig ist (zum Beispiel bei einer Insulinresistenz oder bei Adipositas), ist weniger Testosteron gebunden und damit mehr frei verfügbar. Um dies festzustellen, empfiehlt es sich, den freien Androgenindex aus SHBG und dem Gesamttestosteron berechnen zu lassen. Eine Bestimmung des freien Testosterons im Blut oder auch im Speichel ist definitiv nicht sinnvoll, sie unterliegt vielen Störfaktoren.

In der Phytotherapie erzielt man bei Haarausfall in den Wechseljahren mit Sägepalmfrüchten insbesondere dann gute Ergebnisse, wenn in den Haarwurzelzellen vermehrt Dihydrotestosteron gebildet wird. Denn mit den Extrakten der Sägepalmfrucht lässt sich das

Enzym hemmen, das für diese gesteigerte Produktion zuständig ist. Allerdings sollte man sich fachlich beraten lassen und keinen Selbstversuch starten.

Sehr gute Ergebnisse für das Haarwachstum konnten in Studien mit minoxidilhaltigem Haarwasser nachgewiesen werden. Minoxidil vermag die Wachstumsphase der Haare zu verlängern, allerdings muss es langfristig täglich angewendet werden – wenn man es absetzt, wird der Haarausfall meist wieder stärker. Immer wieder wird berichtet, dass auch ein Haarwasser mit 17-Alpha-Östradiol die Wirkung der Androgene auf der Kopfhaut abschwächen und die Umwandlung von Testosteron in das zehnfach stärkere Dihydrotestosteron bremsen kann. Doch dieser Effekt ist durch Studien nur mäßig belegt. Wichtig zu wissen ist in diesem Zusammenhang: In der Hormontherapie wird ausschließlich 17-Beta-Östradiol eingesetzt, im besagten Haarwasser wird dagegen 17-Alpha-Östradiol (Alfatradiol) verwendet. Beides darf man nicht miteinander verwechseln. Östradiol ist das weibliche Sexualhormon und Alfatradiol ein synthetisches Derivat, das vor allem für die Behandlung von Haarausfall hergestellt wird, aber keine dem 17-Beta-Östradiol vergleichbare systemische Wirkung hat.

Wussten Sie schon?

Eisenmangel ist ein großes Problem in den Wechseljahren. Eine Ursache dafür sind die häufig sehr starken Blutungen in der Perimenopause. Symptome eines Eisenmangels sind Haarausfall, brüchige Nägel, Abgeschlagenheit, Müdigkeit, Kurzatmigkeit bei Belastung, Herzklopfen und Herzstolpern und ein schwaches Immunsystem.

Der Ferritinwert (Eisenspeicher) stellt eine wichtige Größe für die Eisendiagnostik dar. Dieser sollte bei mindestens 40 ng/ml liegen. Besser für das Wachstum der Haare sind aber Werte über 70 ng/ml. Eisensupplements sollten morgens nüchtern und möglichst zusammen mit Vitamin C eingenommen werden.

IST IRGENDWAS MIT MEINEM DARM NICHT IN ORDNUNG?

Verstopfung, Durchfall, Blähungen oder Sodbrennen – viele Frauen in der Lebensmitte merken, dass es jetzt mit der Verdauung hapert. Dabei ist die Verstopfung eindeutig das häufigste Problem. Und wie könnte es anders sein: Selbst hier haben die Hormone ihre Finger im Spiel.

Sowohl Östrogen als auch Progesteron beeinflussen die Darmbewegung. Das kennen viele schon vom monatlichen Zyklus. Kurz vor der Blutung, wenn das Progesteron am höchsten ist, kommt es oft zu Verstopfung. Das liegt daran, dass das Progesteron die glatten Muskelzellen im Darm, die für den Stuhltransport wichtig sind, buchstäblich lahmlegt. Während der Periode werden dann zunehmend Prostaglandine ausgeschüttet, was zu Durchfall führen kann. Durch den Östrogenmangel in den Wechseljahren verändert sich das Mikrobiom des Darms, das heißt, seine Besiedlung mit Bakterien, die grundsätzlich wichtig sind für die Verdauung des Nahrungsbreis. In der Folge verweilt der Brei länger im Darm, wodurch sich mehr Gase bilden und es zu Blähungen kommen kann. Zudem weiß man, dass unsere Hormone bei der Übermittlung von Signalen im Darmnervensystem eine zentrale Rolle spielen – auch diese Funktion kann sich mit den Wechseljahren verändern und den bislang gewohnten Gang der Dinge ins Holpern bringen.

Aber es wäre zu einfach, die Verdauungsprobleme in der Lebensmitte nur auf die Hormonumstellung im Wechsel zu schieben. Unser Darm ist schlichtweg nicht mehr der Jüngste. Das zunehmende Alter und die Spuren, die womöglich eine unvernünftige Ernährung mit viel Zucker, Alkohol und diversen Zusatzstoffen in unseren Lebensmitteln hinterlassen hat, machen ihm zu schaffen. Obendrein müssen vielleicht auch noch Medikamente verdaut werden, die Verstopfungen begünstigen. Kurz, es ist eine wahrlich schwierige Gemengelage für unseren Darm, deren Faktoren sich gegenseitig verstärken. Und nicht zu vergessen: Auch eine Schilddrüsenunterfunktion kann den Darm träge machen, umgekehrt kann eine Überfunktion der Schilddrüse zu Durchfall führen. Eine Überprüfung der Schilddrüsenhormone ist daher unbedingt angesagt.

Zurück zur Verstopfung, dem meist beklagten Verdauungsproblem. Die Ursache für eine dauerhafte Verstopfung kann zum einen ein Transportproblem und zum anderen ein Entleerungsproblem sein. Häufig ist der Darm einfach nur zu träge und transportiert den Stuhl sehr langsam. Manche Patientinnen haben, wenn sie keine Abführmittel nehmen, nur alle paar Tage oder noch seltener Stuhlgang. Bei der Entleerungsstörung hingegen sitzt der Stuhl bereits im Enddarm, kann aber durch Pressen nicht hinausbefördert werden. Schuld daran ist in der Regel eine Schwäche des Beckenbodens und des Bindegewebes, die bei vielen Frauen mit zunehmendem Alter auftritt. Zudem kann es zu einer sackförmigen Erweiterung des Enddarms kommen, wo sich die Stuhlmasse festsetzt und dadurch schwerer herausgedrückt werden kann. Manchmal treten Transport- und Entleerungsprobleme auch zusammen auf. Für eine erfolgreiche Therapie ist es auf jeden Fall entscheidend, die tatsächliche Ursache zu diagnostizieren.

Wussten Sie schon?

Leider hält sich noch immer der Mythos, dass Abführmittel den Darm träge machen und man sie deshalb nicht zu oft anwenden soll. Das ist durch nichts belegt. Nach dem aktuellen Erkenntnisstand schadet es nicht, marktgängige Abführmittel regelmäßig und wenn nötig auch ein Leben lang zu nutzen. Wichtig ist nur, dass die Frauen damit gut zurechtkommen und keine Schmerzen oder anderen Probleme auftreten.

Fest steht: Die Zusammensetzung des Mikrobioms im Darm ist entscheidend für unsere Gesundheit. Es besteht aus Billionen von Mikroorganismen wie Bakterien, Viren und Pilzen. Darunter sind »gute« Bakterien, die sich günstig auf unsere Gesundheit auswirken, und Bakterien, die für das Entstehen von Krankheiten verantwortlich sind. Die guten sollten folglich immer in der Überzahl sein. Leider ist es nun so, dass die hormonellen Veränderungen der Wechseljahre im Mikrobiom ziemlich für Wirbel sorgen, da einige unserer dienlichen Darmbakterien östrogenabhängig sind. Fehlt es aber an Östrogen, ziehen sich diese zurück und werden von anderen Bakterien ersetzt. Studien zeigen eindeutig, dass die Vielfalt und die Anzahl der nützlichen Bakterien während der Wechseljahre abnehmen. Im Gegenzug vermehren sich schlechte Bakterien, die zum Beispiel auch für die Gewichtszunahme verantwortlich gemacht werden – zum Einfluss von Darmbakterien und der Neigung zu Übergewicht und Adipositas wird aktuell geforscht.

Abgesehen vom Mikrobiom besitzt unser Darm ein unglaublich umfangreiches Nervensystem, weshalb er gern als »zweites Gehirn« bezeichnet wird. Über seine unzähligen Nervenverbindungen tauscht er permanent Informationen mit dem Gehirn aus. An dieser Kommunikation zwischen Darm und Gehirn sind Botenstoffe wie Serotonin beteiligt, welches sowohl im Darm als auch im Zentralnervensystem eine wichtige Rolle spielt. Unter anderem beeinflusst es die Darmbewegung, das Hungergefühl und das Schmerzempfinden.

Natürlich können auch Medikamente, Krankheiten oder zu viel Stress uns auf den Darm schlagen und das fein austarierte Gleichgewicht im Mikrobiom stören, sodass es zu Entzündungsprozessen kommt, die auch die Darmschleimhaut unter dem Mikrobiom angreifen. In solchen Fällen kann es sein, dass die Darmschleimhaut nicht mehr so fest schließt und durchlässiger wird. Man spricht vom Leaky-Gut-Syndrom. Während bei einem gesunden Darm Wasser und Nährstoffe durch die Darmwand in den Blutkreislauf gelangen und die giftigen Stoffe im Inneren bleiben, können bei dieser Diagnose nun auch schädliche Stoffe wie unvollständig abgebaute Lebensmittelbestandteile, Stoffwechselabfallprodukte und sogar gefährliche Bakterien im Blut landen. Das körpereigene Immunsystem reagiert dann nicht selten mit einer überschießenden entzündlichen oder allergischen Immunreaktion. Dazu muss man wissen: Gut 80 Prozent unseres Immunsystems befinden sich im Darm und haben einen maßgeblichen Einfluss auf die körpereigene Immunabwehr.

Übrigens kann diese eben beschriebene gestörte Darmbarriere auch Ursache für eine neu entwickelte Nahrungsmittelunverträglichkeit sein, über die Frauen in den Wechseljahren häufiger klagen. Typische Anzeichen hierfür sind Verstopfung, Durchfall, Krämpfe, Blähungen, Sodbrennen und ein unangenehmes Völlegefühl. Verhältnismäßig oft treten Laktose- oder Fructose-Unverträglichkeit auf. Diese Unverträglichkeiten können nach ein paar Wochen oder Monaten wieder verschwinden. Dann handelt es sich nicht um eine generelle Unverträglichkeit, sondern um eine besondere Sensibilität. Und Achtung: Nicht jede Unverträglichkeit ist eine Intoleranz oder eine Allergie.

Wussten Sie schon?

Bei der Laktose-Unverträglichkeit kann das Kohlenhydrat der Milch, die Laktose, nicht aufgespalten werden, weil dem Menschen das Enzym Laktase dazu fehlt. In seltenen Fällen ist der Enzymmangel angeboren (Alaktasie). Weit häufiger ist allerdings eine genetisch bedingte Reduktion der Enzymaktivität (Hypolaktasie), die circa 15 Prozent der Menschen in Deutschland betrifft. Diese Form stellt, wenn Beschwerden wie Blähungen, Krämpfe oder Durchfall auftreten, die eigentliche Laktose-Intoleranz dar. Je nach genetischer Variante ist die Verwertung von Milchzucker lebenslang gestört oder entwickelt sich im Alter. Paradoxerweise bekommt aber nicht jeder Mensch mit einem genetisch bedingten Laktasemangel beim Verzehr laktosehaltiger Produkte Beschwerden.

Um die richtige Therapie zu finden, sollte man die Ursache einer Unverträglichkeit abklären lassen. Allergien sind über einen Blut- oder Hauttest zu bestimmen, Laktose- und Fruchtzuckerintoleranz über den Atem.

Sollte tatsächlich eine Lebensmittelunverträglichkeit vorliegen, gilt es, auch andere Ursachen dafür abzuchecken. Lebensmittelunverträglichkeiten können beispielsweise durch eine Dünndarmfehlbesiedlung oder eine bakterielle Überwucherung des Dünndarms ausgelöst werden. Eine Darmentzündung sollte ebenfalls ausgeschlossen werden.

Was kann ich tun?

Der Königsweg, um unserem Mikrobiom Erholung zu gönnen, ist die richtige Ernährung. Dafür braucht der Darm natürliche Probiotika und Präbiotika, die problemlos mit einer ausgewogenen und vielseitigen Ernährung zur Verfügung gestellt werden können. Spezielle Nahrungsergänzungsmittel aus der Apotheke braucht es dafür nicht.

Präbiotisch sind Ballaststoffe, von denen sich die guten Darmbakterien ernähren. Ballaststoffe sind in Gemüse, Hülsenfrüchten, Nüssen und allen Vollkornprodukten enthalten. Vor allem Hülsenfrüchte sind wahre Ballaststoffbomben. Also unbedingt mehr Linsen, Erbsen, Kichererbsen und Bohnen in die Mahlzeiten integrieren. Unter Probiotika versteht man lebende Bakterien, die wir unserem Darm über vergorene Lebensmittel zuführen können. Kimchi, Tempeh, Sauerkraut, Kefir, Buttermilch, Quark oder Joghurt sind hier zu nennen. Wer sich schnell was Gutes tun möchte, kann beispielsweise zweimal am Tag 4 cl Biosauerkrautsaft trinken. Und bitte möglichst auf verarbeitete Lebensmittel mit viel gesättigten Fettsäuren, Zucker und anderen Zusatzstoffen verzichten. Damit belasten wir unseren Körper nur.

Wenn der Verdacht auf eine Histaminunverträglichkeit im Raum steht, sollte unbedingt professioneller Rat gesucht werden, um einerseits ernsthafte Darmerkrankungen auszuschließen und andererseits eine fundierte Diagnostik und gezielte Therapie in die Wege zu leiten. Während der vorübergehende Verzicht auf bestimmte Lebensmittel für den Darm eine Art Reset sein kann, ist von einem selbst auferlegten dauerhaften Verzicht auf eine Vielzahl von Lebensmitteln abzuraten, da dies der Darmgesundheit mehr schadet als guttut.

Und was die Frage angeht, inwieweit eine Hormontherapie unserem Mikrobiom helfen kann: Sie ist nicht abschließend geklärt. Therapieversuche mit Östrogen und Progesteron haben in Studien bislang keine eindeutigen Ergebnisse liefern können.

WIESO HABE ICH KEINE ENERGIE MEHR?

Immer öfter fragt man sich jetzt, wie man das eigentlich früher alles geschafft hat. Frauen in den Wechseljahren klagen über fehlende Energie und Müdigkeit. Viele haben das Gefühl, ihr tägliches Pensum nicht mehr zu bewältigen. Und wo bitte soll jetzt noch die Kraft für Sport oder eine Ernährungsumstellung herkommen?

Die Frage nach der Ursache für diese Energielosigkeit ist nicht leicht zu beantworten. Wahrscheinlich sind es viele unterschiedliche Faktoren, die jetzt einfach zusammenkommen. Die Hormonumstellung kostet unseren Körper jedenfalls Kraft. In unserem Gehirn herrscht ein mächtiges Durcheinander, das uns anstrengt. Es ist nicht mehr so einfach, sich auf eine Aufgabe zu konzentrieren. Multitasking war einmal. Noch dazu haben viele Frauen in den Wechseljahren Schlafstörungen. Ein oder zwei schlechte Nächte mit wenig Schlaf kann man wegstecken, aber anhaltende Schlafprobleme schlagen nicht nur auf die Stimmung, sondern saugen Energie. Echte Energieräuber sind zudem die Hitzewallungen, durch die der Körper sehr viel Flüssigkeit verliert. Tatsächlich können durch nächtliches Schwitzen bis zu zwei Liter Flüssigkeit abgegeben werden. Diesen Verlust muss man erst wieder ausgleichen. Trinken wir aber zu wenig, kann das ebenfalls Symptome wie Abgeschlagenheit und Trägheit nach sich ziehen. Und dann sind da noch die starken Blutungen in der Perimenopause, hervorgerufen durch die phasenweise zu hohen Östrogenspiegel. Nicht selten kommt es im Zuge dessen zu einem Eisenmangel, aus dem sich wiederum eine Blutarmut entwickeln kann, die zu einer geringeren Sauerstoffversorgung des Körpers führt. Ganz zu schweigen von bestimmten Erkrankungen, die jetzt in den Wechseljahren häufiger auftreten und ultimative Energiekiller sein können: Abgeschlagenheit und Müdigkeit sind typische Symptome für eine Schilddrüsenerkrankung oder eine chronisch-entzündliche Darmerkrankung.

Was kann ich tun?

Wenn der Körper Signale gibt, sollte man das ernst nehmen: Auch Müdigkeit und Abgeschlagenheit sind Themen für den Arztbesuch, um bestimmte Mangelsymptome oder andere Erkrankungen auszuschließen.

Apropos Mangel: Wie steht es um die Versorgung mit wichtigen Vitaminen und Nährstoffen? Wie so oft sind die Situation und der Bedarf von Frau zu Frau sehr unterschiedlich. Immer wieder wird Vitamin D3 empfohlen, für das viele Nordeuropäer insbesondere im Winter einen Mangel aufweisen und das ersetzt werden sollte. Bei vegetarischer, besonders aber bei veganer Ernährung müssen häufig Vitamin B12 und Eisen eingenommen werden. Für viele andere Supplemente dagegen konnte bisher nicht sicher nachgewiesen werden, dass eine generelle Einnahme einen sicheren Nutzen mit sich bringt. Individuell lässt sich das jedoch keineswegs ausschließen.

Aber nicht alle Lösungsansätze sind in der Medizin zu finden. Grundsätzlich ist jetzt eine gute Zeit, im Alltag für sich selbst Prioritäten zu setzen. Wachsen einem die Anforderungen über den Kopf, sollte mit Blick auf das eigene Wohlergehen erwogen werden: Was ist nun wirklich wichtig und muss erledigt werden? Was kann liegen bleiben? Und wo kann ich mir auch Hilfe holen? Und haben Sie keine Angst, auch mal Nein zu sagen. Wir sollten mit unseren Kräften haushalten und können es schlichtweg nicht immer allen recht machen.

WARUM HABE ICH KEINE LUST AUF SEX?

Es ist schon eine Last mit der Lust. Vor allem, wenn man das Gefühl hat, dass sie auf einmal abhandengekommen ist. Doch ehrlicherweise ist es meist ein schleichender Prozess. Es ist uns nur nicht aufgefallen, weil wir die letzten Jahre so beschäftigt waren: Wenn die Kinder klein sind, muss zwischen Job, Familie und Haushalt einfach endlos viel organisiert werden. Oft beschränkt sich die Kommunikation darauf, wer heute Abend Brot mitbringt, die Kinder zum Sport fährt oder die Oma abholt. Und so erinnern wir uns in der Lebensmitte mit Bedauern an die Anfangszeit, als man sich verliebte Nachrichten schickte und die Hände nicht voneinander lassen konnte. Nicht selten kommen Frauen zu dem Schluss, dass es die Wechseljahre sein müssen, die an der Lustlosigkeit schuld sind, schließlich fehlen ja die Hormone.

Der Gedanke, dass uns die Wechseljahre die Lust rauben, ist allerdings gar nicht so abwegig. Wir schlafen schlecht, haben Stimmungsschwankungen, fühlen uns überfordert. Alles zusammen echte »Lustkiller«. Und als wäre das nicht genug, werden wir am Bauch immer runder. Sexy fühlt sich irgendwie anders an. Außerdem sind die Vulva und die Vagina jetzt manchmal sehr trocken. Nicht wenige Frauen haben dadurch Schmerzen beim Geschlechtsverkehr.

Doch gerade was die vaginale Trockenheit angeht, kann die Frauenärztin oder der Frauenarzt mit einer Östriolcreme gut helfen. Die

Frage, inwieweit die zusätzliche Gabe von Testosteron, das bekanntlich für die Libido wichtig ist, helfen würde, lässt sich nicht so einfach beantworten. Denn beim Thema Sex und Libido spielen zu viele Dinge eine Rolle, als dass Testosteron der alleinige Heilsbringer wäre. Zudem gibt es in Deutschland kein Testosterongel, das für Frauen zugelassen ist. Apropos Gel: Wovon Frauen absolut die Hände lassen sollten, sind Testosterongele, die es für Männer auf dem Markt gibt: Die enthaltene Dosis ist für sie viel zu hoch.

In den aktuellen Behandlungsleitlinien gibt es lediglich die Empfehlung, dass man bei Frauen mit Libidoverlust eine Testosterongabe erwägen *kann*. Getestet wurde in Studien die Testosterongabe zunächst bei Frauen, denen man die Eierstöcke entfernt hatte. Diesen fehlt durch die Operation von einem Tag auf den anderen nicht nur das Östrogen, auch der Testosteronspiegel fällt drastisch ab. Die Studien zeigen, dass die Therapie mit Testosteron die Libido sehr wohl verbessern kann, aber nicht bei allen. Unabhängig davon berichten manche Frauen, die mit Testosteron behandelt werden, dass sie dadurch wieder mehr Energie haben, sich besser konzentrieren können und weniger Gelenkschmerzen haben. In Studien eindeutig belegt ist dies allerdings nicht.

Und übrigens: Auch täglich eingenommene Medikamente können negativ auf die Libido wirken. Dafür bekannt sind neben Antidepressiva manche Blutdrucksenker, entwässernde Medikamente, Mittel gegen zu hohe Blutfettwerte, Herzmedikamente und Haarwuchsmittel.

Was kann ich tun?

Beim Thema Libido ist die Antwort wahrlich nicht einfach. Denn jede von uns und auch jede Beziehung ist sehr individuell. Wir Frauen sollten aber wissen, dass sich unser Körper und auch unser Lustempfinden mit den Wechseljahren verändern können. Die vaginale Atrophie und daraus resultierende Schmerzen im Bereich des Scheidenausgangs beim Sex müssen nicht sein. Die bereits angesprochene Östriolcreme, die auf die Klitoris sowie das äußere und innere Genitale aufgetragen wird und dort unterstützend wirkt, dass das empfindliche Gewebe besser durchblutet und befeuchtet wird, leistet gute Dienste. Wichtig zu wissen ist, dass die Östriolzäpfchen, die auch gerne gegen Scheidentrockenheit verschrieben werden, nicht immer helfen, wenn Frauen bei der Penetration, also beim Eindringen des Penis, Schmerzen haben. In diesem Fall muss die Östriolcreme konsequent im Bereich des Scheidenausgangs angewendet werden, ein- bis zweimal in der Woche, und zwar langfristig. Alternativ gibt es auch hormonfreie Mittel zur Befeuchtung der Vagina und der Vulva. Und spätestens jetzt sollten wir ein Gleitgel kaufen und es auf den Nachttisch legen.

Ganz wichtig: Bloß kein Druck beim Sex! Die Lust bei uns Frauen beginnt im Kopf. Wenn wir dort mit To-do-Listen beschäftigt sind, wird es nichts. Viele Frauen erzählen, dass sie im Urlaub wieder mehr Lust verspüren, wenn der Abstand vom Alltag groß genug und das Gehirn entspannt ist. Manchmal beginnt die Lust auch mit mehr Aufmerksamkeit und Zweisamkeit. Und damit ist nicht der Fernsehabend auf der Couch gemeint. Sprechen Sie offen mit Ihrem Partner oder Ihrer Partnerin darüber, was Ihnen fehlt und worauf Sie jetzt Lust haben. Reicht es Ihnen, in den Arm genommen zu werden? Oder würden Sie gerne mal was Neues ausprobieren? Manchmal hilft es auch schon, sich beim Reden wieder mal in die Augen zu schauen.

Aber natürlich ist es nicht immer die Frau, die keine Lust verspürt. Auch Männer können mit zunehmendem Alter merkliche Probleme mit der Libido bekommen. Gerade wenn sie deutlich an Gewicht zunehmen und ungesund leben, schlägt das negativ in ihrem Testosteronhaushalt zu Buche. Der Wert in ihrem Blut sinkt und manchmal muss das auch behandelt werden. Erektionsstörungen dagegen können durch Medikamente oder bestimmte Erkrankungen ausgelöst werden. Auf alle Fälle sollten Männer eine Erektionsstörung unbedingt ärztlich abklären lassen, da sie ein frühes Anzeichen für einen später drohenden Herzinfarkt sein kann.

WIESO HABE ICH AUF EINMAL PROBLEME MIT DER SCHILDDRÜSE?

Die Wechseljahre sind keine einfache Lebensphase, auch für unsere Schilddrüse nicht. Generell leiden Frauen deutlich häufiger unter Schilddrüsenproblemen als Männer. Offenbar macht uns unser komplizierteres und komplexeres Hormonsystem anfälliger für Störungen. Sowohl das Risiko für eine Überfunktion als auch eine Unterfunktion der Schilddrüse nimmt ab der Lebensmitte zu. Dabei werden entweder zu viel oder zu wenig Schilddrüsenhormone produziert. Fatalerweise können beide Erkrankungsarten ähnliche Symptome wie die der Wechseljahre hervorrufen, was leider oft dazu führt, dass eine Schilddrüsenerkrankung nicht rechtzeitig erkannt wird.

Typisch für eine Unterfunktion sind unter anderem Abgeschlagenheit, Antriebslosigkeit, Depressionen, Müdigkeit, Gewichtszunahme, Haarausfall, Konzentrationsprobleme, Knochen- und Muskelschmerzen. Bei der Überfunktion hingegen können Hitzewallungen, Herzklopfen, Schlafstörungen, Abgeschlagenheit und auch Stimmungsprobleme die Abgrenzung zu Wechseljahressymptomen erschweren.

Wenn die Schilddrüse außer Kontrolle gerät, werden die Wechseljahressymptome möglicherweise verstärkt. Umso entscheidender ist es, dass bei entsprechenden Symptomen immer auch die Schilddrüsenhormone überprüft werden. Meist bestimmt der Hausarzt oder die Frauenärztin den TSH-Wert im Blut. Manchmal macht es auch Sinn, die freien Schilddrüsenhormone fT3 und fT4 zu messen, in aller Regel reicht aber der TSH-Spiegel völlig aus, um die Schilddrüsenfunktion zu beurteilen. Ergänzend kann auch ein Ultraschall von der Schilddrüse gemacht werden.

Eine häufige Ursache für eine Schilddrüsenunterfunktion ist die Autoimmunkrankheit Hashimoto-Thyreoiditis. »Thyreoiditis« bedeutet nichts anderes als Entzündung der Schilddrüse. Bei Autoimmunerkrankungen stuft das Immunsystem irrtümlicherweise gesunde Zellen des Körpers als fremd ein und greift sie mit Antikörpern an. Hiervon können unterschiedliche Organe des Körpers betroffen sein. Es entsteht eine chronisch entzündliche Reaktion, die sogenannte Autoimmunreaktion, bei der das Gewebe des betroffenen Organs beschädigt oder teilweise ganz zerstört wird. Im konkreten Fall der Autoimmunerkrankungen der Schilddrüse wie Hashimoto (Schilddrüsenunterfunktion) oder Morbus Basedow (Schilddrüsenüberfunktion) sehen die Immunzellen die Schilddrüse als Fremdkörper an und richten Antikörper gegen das Schilddrüsengewebe. Auffallend ist, dass Frauen zehnmal häufiger von diesen Krankheiten betroffen sind als Männer. Gehäuft treten sie in hormonellen Umstellungsphasen auf, wie zum Beispiel nach einer Schwangerschaft oder eben auch in den Wechseljahren.

Wussten Sie schon?

Die Schilddrüse kontrolliert den Stoffwechsel in jeder unserer Körperzellen. Dies gelingt ihr mittels zwei Schilddrüsenhormonen, dem Thyroxin (T4) und dem Trijodthyronin (T3). Wenn nicht genügend Schilddrüsenhormone im Blut vorhanden sind, wird in der Hirnanhangdrüse TSH ausgeschüttet. Dieses TSH ist ein Hormon, das die Schilddrüse anregt, mehr T4 zu bilden, welches dann in den Endorganen im ganzen Körper zu T3 verstoffwechselt wird.

Wenn die Schilddrüse nicht ausreichend gut arbeitet, ist der TSH-Spiegel im Blut erhöht, bei zu viel Schilddrüsenhormonen ist das TSH ganz niedrig. Der TSH-Spiegel gibt sehr genau Auskunft darüber, wie zuverlässig die Schilddrüse arbeitet.

Natürlich sind die Hormonschwankungen der Wechseljahre nur ein Faktor, der die Hashimoto-Erkrankung oder den Morbus Basedow begünstigen kann. Daneben spielen andere Kriterien eine Rolle, die ganz grundsätzlich für die Entstehung von Autoimmunerkrankungen relevant sein können: Abgesehen von einer genetischen Disposition sind das beispielsweise virale Infekte. Zudem scheint das Risiko größer zu sein, wenn man bereits an einer anderen Autoimmunkrankheit leidet, etwa an einem Typ-1-Diabetes, einem Morbus Crohn, einer Zöliakie und vielen mehr. Auch einem niedrigen Vitamin-D-Spiegel sagt man eine gewisse Bedeutung für Hashimoto-Patientinnen nach.

Was kann ich tun?

Unsere Schilddrüse altert mit uns und braucht gerade während der Wechseljahre mehr Unterstützung und Aufmerksamkeit. Um gut arbeiten zu können, muss sie vor allem ausreichend mit Jod versorgt sein. Deutschland gilt als Jodmangel-Land: Jeder zweite Erwachsene über 60 Jahren leidet an einem Jodmangel. Damit die Produktion und die Wirkweise der Schilddrüsenhormone reibungslos funktionieren, sind auch Zink, Selen und eine ausreichende Versorgung mit Magnesium, Folsäure und den Vitaminen D3 und B12 vonnöten. Da viele dieser Gesundmacher in unseren täglichen Lebensmitteln stecken, lohnt es sich, sich diesbezüglich ein wenig schlauzumachen. Lebensmittel mit gutem Jodgehalt sind zum Beispiel Algen, Seefisch und Meeresfrüchte, Milch beziehungsweise Milchprodukte, pflanzliche Lebensmittel wie Brokkoli, Champignons, Spinat und Grünkohl. Ratsam ist auch die Verwendung von Jodsalz in der Küche. Selen und Zink sind etwa in Nüssen und Samen enthalten. Und weil eine gute Leber- und Darmfunktion unserer Schilddrüse die Arbeit erleichtern, sollten wir auf eine darmgesunde Ernährung achten und Leberstressoren wie Alkohol oder fettreiche Lebensmittel meiden.

Fest steht: Wurde eine Schilddrüsenerkrankung diagnostiziert, muss sie meist medikamentös behandelt werden, dies gilt insbesondere für eine Schilddrüsenüberfunktion, die beispielsweise das Osteoporoserisiko deutlich erhöht. Beginnen Frauen mit einer Hormontherapie, muss die Dosierung der Schilddrüsenmedikamente vor allem bei einer Östrogenanwendung in Form von Tabletten in einigen Fällen angepasst werden. Eine Kontrolle sollte hier nach acht bis zwölf Wochen erfolgen, denn erfahrungsgemäß brauchen manche Frauen dann eine höhere Dosis des L-Thyroxin.

AB WANN MUSS ICH AUF MEINE KNOCHENDICHTE ACHTEN?

Wussten Sie, dass unsere Knochen ein Organ sind, das einem ständigen Auf- und Abbau unterliegt? Im Prinzip erneuert sich unser Skelett alle zehn Jahre. Dass sich Knochenaufbau und Knochenabbau die Waage halten, dafür ist unter anderem unser Östrogen verantwortlich, indem es dafür sorgt, dass keine Knochenmasse verloren geht. Das ändert sich ab den Wechseljahren. Mit der Menopause fehlt das Östrogen aus den Eierstöcken nahezu komplett. Die Folge: ein stetiger Verlust der Knochensubstanz. Durchschnittlich verlieren Frauen ab der Lebensmitte jedes Jahr ein bis zwei Prozent der Knochendichte. Und wenn immer mehr Knochensubstanz verloren geht, verändert sich mit der Zeit auch die Knochenstruktur. Die winzig kleinen Bälkchen, die innerhalb des Knochengerüsts Stabilität garantieren, werden zunehmend brüchig und fragil. Zunächst spricht man von Osteopenie, die irgendwann in Osteoporose übergeht, eine systemische Erkrankung, die das gesamte Skelett angreift.

Auch wenn der Verlust an Knochenmasse mit dem Einsetzen des Östrogenmangels alle Frauen betrifft, entwickelt nicht jede eine Osteoporose. Hier spielt unter anderem die genetische Veranlagung eine Rolle.

Unsere Knochen werden im Kindes- und Jugendalter und im jungen Erwachsenenalter grundlegend aufgebaut. Wie stark und fest die Knochensubstanz wird, hängt in dieser Zeit unter anderem davon ab, wie viel sich Kinder und junge Frauen bewegen, an der frischen Luft Vitamin D tanken und wie ausgewogen sie sich ernähren. Denn unsere Knochen brauchen viele gute Mineralien, vor allem Kalzium. Sie sind regelrechte Kalziumspeicher und haben damit eine existenzielle Funktion inne. Denn fehlt im Blut lebenswichtiges Kalzium, greift der Körper auf den Vorrat im Knochen zurück – und Kalzium wird dort ausgelöst. Kommt das jedoch zu häufig vor, weil wir bei unserer Ernährung nicht gut genug darauf achten, unserem Körper ausreichend Kalzium zuzuführen, wird unser Knochen schwächer und verliert an Knochendichte. Wenn wir wissen wollen, wie gut unser Knochen mit Kalzium versorgt ist, ist ein Bluttest wenig sinnvoll. Denn der Blutwert ist wegen dieser schlauen Speicherung bei einem gesunden Menschen immer relativ stabil. Nehmen wir zu viel Kalzium zu uns, wird es über die Nieren ausgeschieden.

Man sagt, dass bis zum 20. Lebensjahr nahezu das Maximum unserer Knochenmasse erreicht ist. Wenn wir Frauen eine regelmäßige Blutung haben und damit genug Knochenbau-regulierendes Östrogen, bleibt die Knochendichte bis zu den Wechseljahren stabil.

Die Frage lautet daher: Was passiert bei den Frauen, bei denen die Blutung über eine längere Zeit ausbleibt oder bereits früher als durchschnittlich aufhört? Ersteres wäre zum Beispiel der Fall, wenn bei Frauen durch eine Essstörung (insbesondere Magersucht), großen Stress oder schwere Erkrankungen die monatlichen Blutungen aussetzen – in diesen Phasen der sogenannten Amenorrhoe wird zu wenig Östrogen gebildet. Auch beim Eintreten von vorzeitigen Wechseljahren (also vor dem 40. Lebensjahr) – seien sie spontan, durch eine Eierstockentfernung oder durch eine Krebstherapie bedingt – führt der Östrogenmangel dazu, dass der Abbau der Knochenmasse den Aufbau überwiegt. Das heißt im Klartext: All diese Frauen haben langfristig ein deutlich höheres Risiko für Osteoporose und müssen unbedingt ärztlich beobachtet werden. Der Ausgleich des Östrogenmangels ist in solchen Fällen extrem wichtig und weltweit sind sich alle Experten einig, dass die Betroffenen eine Hormontherapie bekommen sollen.

Eine besondere Situation stellt noch mal der Knochenverlust bei Frauen dar, denen nach einer Brustkrebsdiagnose sogenannte Aromatasehemmer verabreicht werden. Mit diesen Medikamenten wird die Östrogenbildung im Körper komplett blockiert, was einen deutlich beschleunigten Knochenverlust nach sich zieht. Meist erhalten diese Frauen dann spezielle Medikamente (etwa sogenannte Bisphosphonate), um den Knochenabbau aufzuhalten. Die gute Nachricht dabei: Man wirkt dabei zusätzlich einem Wiederaufflackern des Brustkrebs entgegen.

Es gibt jedoch auch andere Medikamente, die für unsere Knochen schädlich sind: allem voran Kortison. Wer aus welchen Gründen auch immer längere Zeit Kortison nehmen muss, fördert damit den Knochenabbau und damit langfristig das Risiko für Osteoporose. Auch ein Zuviel an Schilddrüsenhormonen – sei es aufgrund einer überhöhten Medikamentendosis oder einer Schilddrüsenüberfunktion – wirkt sich negativ auf die Knochendichte aus.

Was kann ich tun?

Es gibt bestimmte Risikofaktoren für Osteoporose, die wir beeinflussen können, andere liegen außerhalb unserer Macht. Was wir nicht ändern können: Wir werden älter, kommen in die Wechseljahre und haben eventuell eine familiäre Vorbelastung für Osteoporose. Was wir dagegen sehr wohl steuern können: Wir können die Finger von typischen Kalziumräubern lassen. Hierzu gehören Lebensmittel, die besonders viel Phosphat enthalten wie Fast Food, viele Fertiggerichte, Wurst, Schmelzkäse, Soft Drinks (vor allem Cola) und vieles mehr.

Gefährlich ist eine Mangelernährung durch Essstörungen, insbesondere wenn diese mit Untergewicht einhergehen – sie gefährdet unter anderem unsere Knochengesundheit.

Viel Gutes lässt sich unseren Knochen tun, wenn wir sie ausreichend mit Vitamin D und Kalzium versorgen. Beim Kalzium geht das wunderbar mit Milch, Joghurt, Käse, grünem Gemüse wie Blattspinat, Rucola und Brokkoli, mit Mandeln, Leinsamen und Tofu, aber auch mittels eines Mineralwassers mit hohem Kalziumgehalt. Es sollten mindestens 150 mg/l sein, es gibt aber auch Mineralwasser mit über 400 mg/l Kalziumgehalt. Der Tagesbedarf für Kalzium beträgt etwa 800 bis 1000 mg.

Die wichtigste Quelle für Vitamin D ist Sonnenlicht. Unter Sonnenbestrahlung bildet unser Körper das wertvolle Vitamin ganz von selbst in der Haut, sagenhafte 90 Prozent der benötigten Menge. Hierfür müssten wir uns täglich 30 Minuten um die Mittagszeit in der Sonne aufhalten, denn nur am Mittag erreicht die Sonne bei uns in Deutschland den optimalen Einfallswinkel. Und das auch nur von April bis September. Doch gegen das ausgiebige Sonnenbad mit viel freier Haut spricht die Hautkrebsprophylaxe. Bei Anwendung von Sonnenschutzmittel ab Lichtschutzfaktor 15 wird übrigens kaum noch Vitamin D in der Haut produziert. Und es gibt noch ein weiteres Problem: Je älter wir werden, desto schlechter funktioniert die körpereigene Bildung von Vitamin D in der Haut. Daher ist die Einnahme von Vitamin D mit zunehmendem Lebensalter besonders wichtig.

Die meisten Nordeuropäer müssen Vitamin D supplementieren. 91 Prozent der Frauen in Deutschland erreichen die derzeit empfohlene tägliche Zufuhrmenge von 1000 IE bis 2000 IE (1 IE [Internationale Einheit] entspricht 0,025 Mikrogramm) von Vitamin D nicht. Bei den über 65-Jährigen liegt dieser Anteil sogar bei 97 Prozent. Bereits 800 IE von Vitamin D täglich haben eine belegte Wirkung bezüglich Hüftbruch und Sturzprävention, da Vitamin D nicht nur die Knochenstabilität, sondern auch die Muskelkraft positiv beeinflusst. Diese

Dosis über Lebensmittel zu sich zu nehmen, ist nahezu unmöglich. Denn dafür müsste man 15 Eier, 24 Liter Milch oder zwei Kilogramm Champignons verzehren. Da scheinen 500 g Lachs noch am ehesten machbar. Insofern ist die Einnahme von Vitamin D in Form von Tabletten oder Tropfen die beste Alternative. Und da der Bedarf von Frau zu Frau variieren kann, ist es ratsam, den D3-Wert im Blut zu kontrollieren.

Außerdem lieben unsere Knochen Bewegung. Sie brauchen Gewicht und Zug, um weiter gut arbeiten zu können und nicht an Masse zu verlieren. Deshalb ist spätestens jetzt die Zeit für etwas Krafttraining. Auch Seilspringen oder Trampolinspringen stehen hoch im Kurs. Wem das zu anstrengend ist oder wem der Beckenboden einen Strich durch die Rechnung macht, kann auf Nordic Walking, Wandern, Klettern, Haltungsübungen oder Tanzen umsteigen. Es lohnt sich, auch öfter mal die Treppe statt den bequemen Lift zu nehmen. Schwimmen und Radfahren hingegen sind gut für Ausdauer und Herzgesundheit, bringen unseren Knochen aber leider wenig.

Wussten Sie schon?

Die Goldstandardmethode, um die Knochendichte zu messen, ist die sogenannte DXA-Messung. Die erste Messung sollte um die 50 oder um die Menopause herum erfolgen. Ein paar Jahre später sollten die Daten nochmals erhoben werden. Denn erst dann weiß man, ob man zu den *rapid losern* gehört, also zu den Frauen, die nach der Menopause schneller als andere an Knochenmasse verlieren.

Da Östrogen für unseren Knochenerhalt entscheidend ist, können wir unsere Knochengesundheit auch durch die Hormontherapie nach der Menopause unterstützen. Studien zeigen, dass sich schon mit einer geringen Östrogengabe die Knochendichte stabil halten lässt. Bei höherer Dosierung konnte sogar eine Verbesserung der Knochendichte gemessen werden. Tatsächlich verzögert man mit der Hormontherapie den Abbau des Knochens um die Anzahl der Jahre, während derer man die Hormone nimmt.

Für Frauen, die bei einer diagnostizierten Osteoporose keine Hormone nehmen dürfen oder wollen, gibt es verschiedene Medikamente zur Behandlung. Bisphosphonate sind heute die gebräuchlichsten Wirkstoffe. Sie hemmen die Zellen, die für den Knochenabbau zuständig sind. Die verschiedenen Präparate werden als Tablette täglich, wöchentlich oder monatlich eingenommen oder in Form von Spritzen oder Infusionen verabreicht. Raloxifen gehört zur Wirkstoffgruppe der sogenannten Selektiven Estrogen Rezeptor Modulatoren (SERMS) und ahmt am Knochen die Wirkung der Östrogene nach, verhindert also den Knochenabbau. Es wird ausschließlich zur Behandlung und Vorbeugung von Osteoporose bei Frauen nach den Wechseljahren eingesetzt. Positive Nebenwirkung: Das Brustkrebsrisiko wird nachweislich signifikant gesenkt, allerdings steigt das einer Thrombose. Auch Tamoxifen, das als »antihormonelle Therapie« in der Nachbehandlung von Brustkrebs eingesetzt wird, wirkt bei Frauen in der Postmenopause (anders als die oben erwähnten Aromatasehemmer) schützend für die Knochen. Andere Wirkstoffe sind beispielsweise Denosumab und Parathormon (PTH), wobei Letzteres erst bei schwerer Osteoporose mit ersten Wirbelbrüchen zum Einsatz kommt.

► Ab wann muss ich auf meine Knochendichte achten?

KAPITEL 3

Sollte ich jetzt Hormone nehmen?

WARUM HABEN HORMONE SO EINEN SCHLECHTEN RUF?

Wir wollen an dieser Stelle etwas ausholen und zurück zu den Anfängen der Hormontherapie gehen. Bereits in den 1920er-Jahren gelang es dem deutschen Nobelpreisträger A. F. Butenandt erstmals, Östrogene in kristalliner Form herzustellen – zu Beginn aus einem Plazenta-Extrakt, dann aus dem Urin schwangerer Frauen. Beides war zunächst ausschließlich als Injektion bei Frauen anwendbar. 1932 wurde dann aus der Urinvariante Östrogen in Tablettenform hergestellt – und die Mediziner stellten rasch fest, dass sich damit Zustände des Östrogenmangels positiv beeinflussen ließen. Die Nachfrage stieg rasant, und um die Hormone in größeren Mengen herzustellen, kam man bald auf die bahnbrechende Idee, sich Östrogene aus dem Urin schwangerer Stuten zunutze zu machen: Das war die Geburtsstunde der Hormontherapie.

Mit dem Produkt Premarin (abgeleitet von *pregnant mares urine*) wurde 1941 in Kanada und 1942 in den USA das erste in großer Menge verfügbare Östrogen auf den Markt gebracht, das bei Frauen in der Peri- und Postmenopause eingesetzt wurde. Deren klimakterische Beschwerden ließen sich hierdurch in vielen Fällen beheben. Bei Premarin handelte es sich um ein Gemisch aus mehr als 20 verschiedenen östrogenartigen Substanzen – im Fachjargon werden diese als »konjugierte equine Östrogene« (CEE) bezeichnet. In den folgenden Jahrzehnten gelang es schließlich, das menschliche 17-Beta-Östradiol, das im Eierstock von Frauen ausgeschüttet wird, biochemisch stabil zu erzeugen, sodass auch dies zunehmend zum Einsatz kam.

Die Idee einer Hormontherapie klang schlüssig: Man ersetzt die

Hormone, die den Frauen nach der Menopause fehlen, und behandelt damit ihre Wechseljahresbeschwerden. Gleichzeitig versprach man sich davon einen generellen Erhalt von Gesundheit und Vitalität sowie einen Schutz vor Osteoporose und Herz-Kreislauf-Erkrankungen. Letzteres basierte unter anderem auf Daten einer großen amerikanischen Beobachtungsstudie an rund 120 000 Krankenschwestern. Die Gruppe, die Premarin nahm, hatte deutlich weniger Herzinfarkte als ihre Vergleichskohorte. In den 1990er-Jahren war die Hormontherapie aus all diesen Gründen weltweit anerkannt und verbreitet. Man ging grundsätzlich davon aus, dass diese Behandlungsform nicht schadet, sondern nur Nutzen bringt. Dennoch erhielten in Deutschland keineswegs alle Frauen eine Hormontherapie: Um die Zeit der Jahrtausendwende wurden knapp 40 Prozent der Frauen zwischen 45 und 65 Jahren mit Hormonen behandelt, um die Begleiterscheinungen der Wechseljahre zu mildern.

Erste negative Berichte zur Hormontherapie tauchten 1996 auf: Mehrere Studien zeigten, dass eine orale Therapie (also in Tablettenform) mit den Stuten-Östrogenen, aber auch mit dem bioidentischen 17-Beta-Östradiol das Thromboserisiko auf das 2- bis 3,5-Fache ansteigen ließ. Ein Jahr später errechnete eine Forschergruppe in Großbritannien in einer sogenannten Meta-Analyse ein leicht erhöhtes Brustkrebsrisiko unter einer Hormontherapie. Dennoch hielt man grundsätzlich an dem Glauben fest, dass bei sorgfältiger Abwägung der Vor- und Nachteile einer Hormontherapie die positiven Aspekte überwogen.

Um insbesondere den Schutz vor Herz-Kreislauf-Erkrankungen endgültig zu belegen, hatte man in den USA zu Beginn der 1990er-Jahre eine der bis heute weltweit größten Studien zum Thema aufgelegt: die Women's Health Initiative, kurz WHI-Studie, bei der in erster Linie die Wirkung einer Hormontherapie auf die Herz-Kreislauf-Gesundheit (also Herzinfarkte und Schlaganfälle), in zweiter Linie die Wirkung auf die Brust, die Knochen und andere Organsysteme unter die Lupe genommen wurde. Es gab zwei große Studienarme, das heißt Behandlungsgruppen, bei denen man die Wirkung einer Hormontherapie mit der von Placebos verglich. Untersucht wurden zum einen rund 16 600 postmenopausale Frauen zwischen 50 und 79 Jahren, die noch eine Gebärmutter hatten – die Hälfte bekam eine Kombination aus den Östrogenen aus Stutenurin und einem synthetischen Gestagen und die andere Hälfte, die Kontrollgruppe, ein Placebo. Zum anderen wurde rund 10 000 Frauen, die keine Gebärmutter mehr hatten, lediglich das Pferde-Östrogen beziehungsweise ein Placebo verabreicht. Nach fünf Jahren sorgten die ersten Studienergebnisse für Ernüchterung. Noch im Mai 2002 entschieden sich die Studienleiter, die Behandlung der Frauen, die noch eine Gebärmutter hatten, vorzeitig abzubrechen. Die Ergebnisse zeigten anders als erwartet keinen besseren Schutz der Frauen, im Gegenteil: Unter der Östrogen-Gestagen-Kombination kam es etwas häufiger zu Brustkrebs, Herzinfarkten, Thrombosen und Schlaganfällen als in der Placebogruppe. Auch wenn die Resultate nur auf eine leicht erhöhte Zunahme hinwiesen, schlug die Nachricht ein wie eine Bombe. Weltweit griffen die Medien das Thema auf. Die Überschriften lauteten: »Hormone machen Krebs« – eine Schlagzeile, die sich einbrannte. Nicht nur die Frauen, sondern auch die Ärztinnen und Ärzte weltweit waren verunsichert. Viele empfahlen ihren Patientinnen, die Mittel abzusetzen. Für die Hormontherapie ein vernichtender Schlag, von dem sie sich bis heute nicht wirklich erholt hat.

Die Studienmacher selbst waren im Nachhinein von dem enormen Echo auf ihre Untersuchungen schockiert. Denn von einem Tag auf den anderen standen Wechseljahresfrauen ohne angemessene medizinische Hilfe da. Die positive Wirkung der Hormontherapie auf viele der Wechseljahressymptome war komplett überlagert von der Angst, an Brustkrebs oder an einem Herzinfarkt zu erkranken, an einer Lungenembolie oder einem Schlaganfall zu sterben. Und da diese Ängste bis heute bei vielen Frauen fortbestehen, wollen wir im Folgendem die Ergebnisse der WHI-Studie etwas genauer in den Blick nehmen:

Im Vergleich zu den 10 000 Frauen in der Placebogruppe gab es pro Jahr bei 10 000 Frauen mit Hormonbehandlung acht Frauen mehr, die an Brustkrebs erkrankten, acht Frauen mehr mit Schlaganfall, 18 mehr Thrombosen, sieben mehr mit koronaren Herzerkrankungen. Dafür traten in der Gruppe mit der Östrogen-Gestagen-Therapie weniger Knochenbrüche, weniger Darmkrebs und weniger Diabeteserkrankungen auf. Und wenn man sich den Studienarm mit den Frauen anschaut, die nur Östrogen bekommen hatten, konnte man sogar weniger Brustkrebsfälle als in der Placebogruppe beobachten, etwas weniger Herzerkrankungen und ebenfalls einen besseren Schutz vor Knochenbrüchen und Diabetes. Lediglich das Risiko für Thrombose und Schlaganfall war etwas erhöht. Dass dieses Ergebnis so wenig Beachtung fand, ist im Nachhinein sehr erstaunlich.

Auch wenn man sich vor allem einen schützenden Effekt für das Herz erhofft hatte – was man durch diese Studie nicht bestätigen konnte –, waren die Resultate kein Grund für eine derartige Panik, wie wir sie erlebt haben. Denn nach den Standards der Weltgesundheitsorganisation (WHO) wurde die Zunahme einer Herzerkrankung unter der Therapie als »seltene Nebenwirkung« eingestuft. Das Gleiche gilt für den Anstieg der Brustkrebsfälle.

Obwohl diese randomisierte, placebokontrollierte, prospektive Doppelblindstudie – weder die Frauen noch die Ärzte wussten, welche Frau Hormone bekam und welche nicht – in der Fachwelt als wissenschaftlicher Goldstandard gilt, gab es bei näherer Betrachtung auch einige Mängel im Studienaufbau, die das Ergebnis so unerwartet ausfallen ließen: Man hatte nicht in Erwägung gezogen, dass eventuell ältere Frauen mit Vorerkrankungen wie Diabetes oder Arteriosklerose nicht von den Hormonen profitieren würden. Die Studienteilnehmerinnen waren im Schnitt 63 Jahre alt, die Älteste war sogar schon 79, der überwiegende Anteil der Teilnehmerinnen zudem übergewichtig oder adipös. Hinzu kamen typische Erkrankungen, deren Risiko für Frauen nach der Menopause deutlich steigt: Bluthochdruck, Herz-Kreislauf-Erkrankungen, Typ-2-Diabetes.

Und auch die verwendeten Hormone müssen wir uns näher anschauen: Den Frauen wurde das aus Stutenurin gewonnene Östrogenpräparat Premarin in Kombination mit dem Gestagen Medroxyprogesteronacetat (MPA) gegeben. Ersteres ist in Deutschland schon länger nicht mehr verfügbar. Zudem musste das Premarin in Tablettenform geschluckt werden, was die erhöhten Fälle von Schlaganfall und Thrombosen in den Studiengruppen erklärt. Denn geschlucktes Östrogen wird über die Leber verstoffwechselt und aktiviert die Blutgerinnung.

Auch die Studienmacher selbst erkannten in der Nachbetrachtung, dass die ausgewählten Studienteilnehmerinnen im Schnitt zu alt und zu krank waren. Deshalb werteten sie das vorhandene Datenmaterial mit Blick auf die Altersgruppe der 50- bis 59-Jährigen neu aus und konnten auf diese Weise tatsächlich zeigen, dass die Brustkrebserkrankungen und auch die Herz-Kreislauf-Erkrankungen vor allem bei den älteren Frauen aufgetreten waren. Außerdem war bei ihnen neben der geringeren Rate an Knochenbrüchen ein Rückgang der Diabeteserkrankungen und der Todesfälle allgemein festzustellen. Deshalb machten die Autoren der WHI-Studie einige Jahre später eine Zweitveröffentlichung ihrer neuen Ergebnisse. Doch diesmal war der Widerhall in den Medien und der Öffentlichkeit leider gering.

WAS HAT MAN AUS DER WHI-STUDIE GELERNT?

Tatsächlich hat es seit der WHI-Studie keine derart groß angelegte Studie zur Hormontherapie mehr gegeben. Dergleichen würde enorm viel Geld kosten, und nachdem der Markt für Hormonersatzprodukte nach 2002 eingebrochen war, hatte niemand mehr Interesse, noch einmal so viel Geld in die Hand zu nehmen. Trotz aller Kritik bleibt die WHI-Studie deshalb bis heute die qualitativ beste Studie zu diesem Thema. Warum?

Dank der WHI-Studie hat man unter anderem gelernt, dass es einen Unterschied macht, welche Art von Hormonen man verwendet und in welcher Form man sie verabreicht. In Deutschland gab es dem Premarin vergleichbare Präparate in unterschiedlichen Dosierungen. Diese sind allerdings vor einigen Jahren vom Markt genommen worden, aber nicht etwa wegen der Nebenwirkungen, sondern weil im europäischen Raum nun überwiegend das bioidentische 17-Beta-Östradiol für die Hormontherapie verwendet wird. Aber auch hier ist Vorsicht geboten: Wenn man 17-Beta-Östradiol schluckt, aktiviert es durch die Verstoffwechselung über die Leber – ähnlich wie das Stuten-Östrogen – die Blutgerinnung und erhöht somit das Risiko für Schlaganfall und Thrombosen. Deshalb sollte Frauen mit Risiken für diese Erkrankungen kein Östrogen verschrieben werden, das man schlucken muss. Es gibt alternative Anwendungsformen über die Haut.

Auch in Sachen Brustkrebs hat die WHI-Studie spannende Erkenntnisse geliefert. In der Studie unterschied sich das Brustkrebsrisiko zwischen den Frauen mit der Kombinationstherapie (Stuten-Östrogen plus synthetisches Gestagen) und den mit einem Placebo versorgten Frauen erst nach fünf Jahren und das auch nur in geringem Maße. In dem Studienarm, in dem Frauen ohne Gebärmutter nur Östrogen (ohne Gestagen) gegeben wurde, war das Brustkrebsrisiko sogar niedriger als bei den Frauen, die ein Placebo erhielten. Eine Ursache hierfür könnte die bereits erwähnte Tatsache sein, dass der Anteil an übergewichtigen beziehungsweise adipösen Frauen in der WHI-Studie bei 70 bis 80 Prozent lag. Viele dieser Frauen hatten sicher eine Insulinresistenz und dadurch einen hohen Insulinspiegel, der das Brustkrebsrisiko erhöht. Östrogene verbessern aber die Insulinresistenz und senken den Insulinspiegel – und möglicherweise über ebendiesen Mechanismus auch das Brustkrebsrisiko. Im Studienarm mit der Kombinationstherapie dagegen hat vermutlich das verwendete Gestagen MPA diesen Effekt wieder aufgehoben, sodass das Brustkrebsrisiko etwas erhöht war.

Zu guter Letzt zu den zweifelsfrei positiven Ergebnissen der WHI-Studie: Es konnte eindeutig belegt werden, dass durch die Hormontherapie ein schützender Effekt hinsichtlich des Risikos für Darmkrebs, für Typ-2-Diabetes und für Knochenbrüche erzielt wird.

Alles in allem sind diese Informationen aus der WHI-Studie für die weitere Arbeit und den Umgang mit der Hormontherapie bis heute enorm wertvoll und wichtig. Der einzige Problempunkt, der weiterhin einer sorgfältigen Betrachtung bedarf, ist das leicht erhöhte Brustkrebsrisiko bei der Kombinationstherapie, während das Thrombose- und das Schlaganfallrisiko durch eine Östrogengabe über die Haut weitgehend vermieden werden können.

Noch mal: In der Öffentlichkeit kursiert trotz der erwiesenen Vorteile noch immer die diffuse Angst, dass Hormone Krebs, Schlaganfälle, Herzinfarkt und Thrombosen oder Lungenembolien hervorrufen. Vorurteile wie diese berücksichtigen nicht, dass die Risikoerhöhungen in der WHI-Studie nur gering waren, diese abhängig von der Therapieart und der Anwendungsform sind und der inzwischen übliche Einsatz von anderen (beziehungsweise bioidentischen) Hormonen zudem geringere Nebenwirkungsraten aufweist.

Die Angst vor der Hormontherapie lässt sich mit Zahlen unterfüttern. Vor den Negativschlagzeilen von 2002 haben knapp 40 Prozent der Wechseljahresfrauen in Deutschland Hormone genommen. 2010 waren es nur noch rund zehn Prozent, 2022 dann nur noch 6,2 Prozent. Das ist insofern bitter, da 30 bis 50 Prozent der Frauen über schwerwiegende Wechseljahresbeschwerden klagen und ihnen mit einer Hormontherapie gut geholfen werden könnte. Frauen in den Wechseljahren sind in diesem Sinne medizinisch unterversorgt. Zu diesem Schluss kommt die Gesetzliche Krankenversicherung (GKV), nachdem sie 2022 die Abrechnungsdaten von rund fünf Millionen Versicherten ausgewertet hat. Ergänzt wurde die GKV-Studie durch eine Forsa-Umfrage unter 1000 Frauen. Danach bekam nur rund ein Fünftel aller Frauen mit Wechseljahresbeschwerden eine Hormontherapie, um ihre Symptome wie Hitzewallungen und Schlafstörungen zu lindern, und das, obwohl die Hormontherapie in diesen Fällen als die wirksamste Behandlungsmethode von den Fachverbänden empfohlen wird. Obendrein betrug die Zeit zwischen Diagnose und Therapiebeginn rund eineinhalb Jahre. In vielen Fällen wurden die Beschwerden gar nicht mit den Wechseljahren in Verbindung gebracht.

Auch bei den Ärztinnen und Ärzten ist die Zurückhaltung trotz vieler guter Informationen und Studien immer noch groß. Und um ja nichts falsch zu machen, rät man Patientinnen eher ab als zu.

WELCHE HORMONE WERDEN BEI DER HORMONTHERAPIE VERWENDET?

Wenn wir Frauen an Hormontherapien denken, kommt uns meist die klassische Antibabypille in den Kopf. Wahrscheinlich haben die meisten von uns mit dieser Kombinationspille vor allem in jungen Jahren verhütet, andere Frauen haben sich für eine Hormonspirale oder eine Dreimonatsspritze entschieden. Egal in welcher Form, wenn es um hormonelle Verhütung geht, braucht es wirksame Hormone, die potenter sind als unsere körpereigenen. Die Forschung hat dafür das synthetische Östrogen Ethinylestradiol und synthetische Gestagene entwickelt, die eine andere chemische Struktur als unsere körpereigenen Hormone haben. Wenn Frauen sagen, dass sie die Antibabypille nicht vertragen, könnte das an diesem Ethinylestradiol liegen, das eine deutlich stärkere Wirkung aufweist als das körpereigene Östrogen, aber auch an den verwendeten synthetischen Gestagenen.

Bei einer Hormontherapie in den Wechseljahren verwendet man in Deutschland ausschließlich bioidentisches 17-Beta-Östradiol, das in seiner chemischen Struktur mit dem Östrogen übereinstimmt, welches der Eierstock während des weiblichen Zyklus ausschüttet. Wenn man das bioidentische Östrogen schluckt, sind die Vorgänge im Körper allerdings anders, als wenn der Eierstock selbst es in den Blutkreislauf bringt. Beim Schlucken macht das Östrogen nämlich den »Umweg« über die Leber, es kommt zum sogenannten *First-pass-*Effekt: Die Leber formt das 17-Beta-Östradiol in großen Mengen in ein »Reserveöstrogen« um, das Östron, das nur eine schwache biologische Wirkung hat, bei Bedarf vom Körper aber wieder in Östradiol zurückverwandelt werden kann. Ein Nebeneffekt der Leberpassage ist allerdings, dass durch die Anflutung von Östrogen über den Magen-Darm-Trakt und den dadurch vorübergehend sehr hohen Östrogenspiegeln in der Leber dort vermehrt gerinnungsfördernde Stoffe gebildet werden. Die Folge: Es steigen das Thrombose- und Schlaganfallrisiko – abhängig von der Dosis des geschluckten Östrogens.

Um die Leberpassage zu umgehen, hat man deshalb Gels, Sprays und Pflaster entwickelt, die ebenfalls das bioidentische 17-Beta-Östradiol enthalten. Auf diese Weise gelangt es transdermal, also über die Haut, in unseren Körper, wird dort gespeichert und landet direkt im Blutkreislauf – im Grunde so, wie wenn es unser Eierstock in die Blutbahn abgibt. Das Östradiol muss also nicht wie bei der geschluckten Pille den Weg über die Leber nehmen, sodass man die Aktivierung der Blutgerinnung vermeidet. Ein geringer Effekt auf die Blutgerinnung ist jedoch nicht auszuschließen, besonders wenn die Dosis zu hoch gewählt ist. Umgekehrt kann man aber bei niedriger Dosierung davon ausgehen, dass das transdermale Östrogen kein Thrombose- und Schlaganfallrisiko mit sich bringt. Dies haben eine ganze Reihe von Studien ergeben. Besonders relevant ist das für Frauen, die ein erhöhtes Risiko für diese Erkrankungen mitbringen, wenn es beispielsweise gehäuft Fälle davon in der Familie gibt, wenn man übergewichtig oder bereits adipös ist.

Bei der Herstellung des bioidentischen Progesterons war es schwieriger, eine stabile biochemische Formel zu entwickeln. Dies gelang erst in den 1980er-Jahren in Form von sogenanntem mikronisierten Progesteron, das man als Kapsel schlucken oder vaginal zuführen kann. Die Anwendung über die Haut funktioniert bei diesem Progesteron nicht so gut wie mit dem Östrogen: Man erreicht damit keinen ausreichenden Hormonspiegel, der die Gebärmutterschleimhaut schützen würde. Wenn also gleichzeitig Östrogen gegeben wird, muss man auf die geschluckte oder vaginale Gabe von Progesteron zurückgreifen. Letztere Anwendungsweise kommt wie die transdermale Östrogengabe der Natur sehr nah, weil hierbei der Stoffwechselweg über die Leber umgangen wird. Nicht so beim Schlucken von Progesteron: Es wird in der Leber zu einer Reihe von Substanzen verstoffwechselt, die nicht alle an der Gebärmutterschleimhaut ankommen. Aber die Verstoffwechselung des Progesterons über die Leber hat einen Nebeneffekt, der gerade bei Frauen mit Schlafproblemen sehr willkommen ist. Dadurch entsteht ein Stoff, das Allopregnanolon, das am sogenannten GABA-Rezeptor im Gehirn einen schlafanstoßenden und beruhigenden Effekt hat. Manche Frauen reagieren allerdings auf das geschluckte Progesteron mit Kopfschmerzen, Schwindel oder auch mit schlechter Stimmung, sie können die Kapsel vaginal einführen.

Alternativ zum Progesteron gibt es das Dydrogesteron, gewissermaßen »die kleine Schwester« des Progesterons. Es unterscheidet sich vom Progesteron nur durch eine winzige Bindung innerhalb des Moleküls. Dadurch wird es aber anders verstoffwechselt und von einigen Frauen besser vertragen als das geschluckte Progesteron.

Wir hatten in unserem kurzen historischen Exkurs berichtet, dass früher die Hormone aus Stutenurin gewonnen wurden, ja sogar aus den Eierstöcken von Schlachttieren. Moderne Hormonpräparate werden heutzutage aus Yamswurzel oder Soja hergestellt. Das ist einfacher, als sie komplett synthetisch zu produzieren, weshalb man auch von einer halbsynthetischen Herstellung spricht. Vor allem das Diosgenin aus der Yamswurzel bildet die Produktionsbasis für viele Hormonpräparate, die für medizinische Zwecke verwendet werden, unter anderem für die Herstellung von Progesteron, Östrogen, Testosteron, Kortison und Dehydroepiandrosteron (DHEA). Jetzt liegt vielleicht der Gedanke nahe, dass man doch einfach Yamswurzel essen und täglich Sojamilch trinken könnte, um einen Hormoneffekt zu erzielen. Doch so einfach ist das nicht. Unser Körper ist nicht in der Lage, aus dem Diosgenin der Yamswurzel und dem Stigmasterin der Sojabohne bioidentisches Östradiol und Progesteron herzustellen – das gelingt bisher nur in einem chemischen Prozess in Speziallaboren.

WIE FUNKTIONIERT DIE HORMONTHERAPIE?

Die Idee der Hormontherapie ist eigentlich simpel: Man ersetzt die Hormone, die uns Frauen nach der Menopause fehlen. Das macht man vor allem dann, wenn durch den Hormonmangel Probleme auftreten, die die Lebensqualität der Frauen beeinträchtigen. Die Symptome sind bekanntlich sehr vielfältig. In den Leitlinien der Fachgesellschaften wird der Einsatz der Hormontherapie vor allem bei vasomotorischen Symptomen wie Hitzewallungen und Schweißausbrüchen empfohlen. Zudem sollten Frauen, die vorzeitig, das heißt vor dem 40. Lebensjahr, die Postmenopause erreicht haben, grundsätzlich eine Hormontherapie erhalten, es sei denn, es gibt aus medizinischer Sicht zwingende Gründe, dies nicht zu verordnen (beispielsweise bei vorangegangenem Brustkrebs). Es handelt sich dann um den Ausgleich eines unnatürlich früh eingetretenen Hormonmangels und die Hormontherapie wird im Allgemeinen mindestens bis zum »natürlichen« Menopausealter (also bis circa 52 Jahre) fortgeführt.

Bei der Hormontherapie geht es um die Gabe von Östrogen (in Deutschland verwenden wir das bioidentische 17-Beta-Östradiol) entweder in Tablettenform oder transdermal, also über die Haut. Bei Frauen, die eine Gebärmutter haben, muss zusätzlich ein Gestagen (Gelbkörperhormon) verabreicht werden. Das Gestagen ist bei der Hormontherapie vor allem dafür verantwortlich, die Gebärmutterschleimhaut zu transformieren und vor einem unkontrollierten Aufbau zu schützen. Würde man Östradiol allein verwenden, käme es zu einem Hormonungleichgewicht und es bestünde die Gefahr, dass die Gebärmutterschleimhaut immer höher wächst und es im schlimmsten Fall zu einem Gebärmutterschleimhautkrebs kommt. Als Gestagen wird in vielen Fällen das bioidentische Progesteron verwendet (geschluckt oder vaginal) oder aber das dem Progesteron nahestehende Dydrogesteron. In bestimmten Fällen greift man auf synthetische Gestagene zurück. Wann das Sinn macht, wird an anderer Stelle noch näher erläutert.

Frauen, denen aus verschiedenen Gründen die Gebärmutter entfernt wurde, können Östradiol auch ohne Progesteron verwenden, da hier die sonst notwendige Schutzfunktion des Progesterons für die Gebärmutterschleimhaut hinfällig ist. Sehr viele Symptome der Wechseljahre können durch Östrogen allein verbessert oder behoben werden – und auch hinsichtlich der präventiven Aspekte einer Hormontherapie leistet es wertvolle Dienste. In bestimmten Fällen kann es allerdings auch bei entfernter Gebärmutter sinnvoll sein, ein Gestagen zu verordnen – das kommt ganz auf den individuellen ärztlichen Befund der Patientin an.

Der Ersatz der körpereigenen Hormone Östrogen und Progesteron (oder eines anderen Gestagens) durch eine Hormontherapie erfolgt nicht grundsätzlich in der Menge, wie sie der Körper selbst im Zyklus herstellen würde. Dazu muss man wissen, dass unser Hormonstatus jeden Tag im Zyklus anders aussieht. So schwankt unser Östrogenwert im Schnitt zwischen 30 pg/ml und 300 pg/ml, am höchsten ist unser Östrogenwert kurz vor dem Eisprung, am niedrigsten während der Monatsblutung. Bei der Hormontherapie geht es in allererster Linie darum, Beschwerdefreiheit zu erzielen. Die Dosis, die man hierzu benötigt, ist von Frau zu Frau sehr unterschiedlich, das Gleiche gilt für die dafür anzustrebenden Hormonspiegel: Während es manchen Frauen schon hilft, einen Östrogenwert von 20 pg/ml oder 30 pg/ml zu haben, fühlen sich andere erst mit 80 pg/ml wohl und merken erst dann, dass sich die wechselbedingten Beschwerden bessern. Das heißt: Die Linderung der individuellen Symptome gibt Auskunft darüber, ob eine Behandlung erfolgreich ist – und es geht keineswegs darum, einen perfekten Blutwert zu erreichen, wie oft irrtümlich angenommen wird. Das mag manchmal schwer zu verstehen sein, weil wir natürlich gerne eine feste Dosierung und feste Blutwerte wüssten, mit denen alles wieder besser wird. Aber so funktioniert es leider nicht.

Gerade bei der Hormontherapie zeigt sich, dass man ganz individuell vorgehen muss. Das beginnt schon mit der Beschaffenheit unserer Haut. Wie gut wird das transdermale Östrogen über die Haut aufgenommen? Wie viel kommt von dem Östradiol tatsächlich im Blut an? Bei manchen Frauen reicht bereits ein halber Hub aus dem Hormon-Dosierspender. Andere brauchen zwei oder drei Hübe, damit sie nicht mehr schwitzen oder die Gelenke nicht mehr schmerzen. Manchmal muss man auch die Präparate unterschiedlicher Anbieter ausprobieren oder die Anwendungsform wechseln: Während die eine Frau mit dem Gel gut zurechtkommt, nimmt die andere lieber ein Spray oder das Hormonpflaster. Für die Tablettenanwendung gilt Ähnliches, da die Aufnahme der Hormone im Magen ebenfalls variiert.

Eine Bestimmung der Hormonspiegel durch einen Bluttest beim Arztbesuch muss daher angesichts der Zielvorgabe »Beschwerdefreiheit« keineswegs zwingend erfolgen. Ein solcher Test kommt allerdings immer dann in Betracht, wenn die Symptome nicht besser werden oder Dosis und Befindlichkeit der Patientin nicht zusammenpassen.

Die Dosierung des Progesterons oder Gestagens richtet sich danach, wie viel Östradiol die Frau anwendet beziehungsweise wie viel von der Wirkung des Östrogens tatsächlich an der Gebärmutterschleimhaut ankommt. In der Regel fangen die Frauen mit einem Hub Östrogengel oder -spray und 100 mg oder 200 mg Progesteron an. Wird dann das Östradiol erhöht, muss meist auch die Dosis von Progesteron oder Dydrogesteron angepasst werden. Das sollte jedoch bitte immer mit der behandelnden Frauenärztin oder dem Frauenarzt besprochen werden.

Wir haben eingangs beschrieben, dass mit der Hormontherapie die fehlenden Hormone in der Postmenopause ersetzt werden. Doch bekanntlich beginnen die Probleme mit der Hormonumstellung ja viel früher, bei manchen Frauen schon zehn Jahre vor der letzten Blutung. Gerade die Perimenopause, in der der Eierstock noch »mitmischt«, ist für jede zweite Frau sehr anstrengend und herausfordernd. Meist ist es nicht nur ein einziges Symptom, unter dem die Frau leidet, sondern eine Mischung aus verschiedenen Gesundheitsproblemen wie Stimmungsschwankungen, Schlafstörungen, Brain Fog, Abgeschlagenheit, Herzstolpern etc. macht ihr das Leben schwer. Die berechtigte Frage lautet daher: Kann auch diesen Frauen mit einer Hormontherapie geholfen werden? Zumal uns auch in der Perimenopause zeitweise Hormone fehlen.

Die Antwort ist nicht einfach, da das Hauptproblem in dieser Phase nicht unbedingt ein Hormonmangel darstellt, sondern vor allem die starken Hormonschwankungen, die für viele Symptome verantwortlich sind. Natürlich gibt es Möglichkeiten, bioidentische Hormone auch in der Perimenopause anzuwenden. Aber der Erfolg ist durchwachsen: Bei manchen Frauen funktioniert diese Behandlung verhältnismäßig gut, anderen Frauen hilft die Therapie mit bioidentischen Hormonen, insbesondere mit Progesteron, oft nicht weiter. Hier gilt es, auf andere Gestagene auszuweichen, die nicht bioidentisch sind.

WAS MUSS MAN ÜBER DIE HORMONTHERAPIE IN DER PERIMENOPAUSE WISSEN?

Wenn es um die Behandlung von Wechseljahressymptomen geht, sind Perimenopause und Postmenopause als zwei völlig getrennte Phasen zu betrachten. In der Phase der Perimenopause arbeiten die Eierstöcke noch, allerdings nicht mehr so uhrwerkmäßig wie bislang. In der Phase der Postmenopause tun sie das nicht mehr: Es tritt ein permanenter Mangel an Östrogen und Progesteron ein. Daher unterscheiden sich Diagnose und Therapie in diesen beiden Phasen deutlich.

Die Perimenopause ist viel komplizierter als die Postmenopause, sie unterliegt ständigen Veränderungen. Wie wir im ersten Kapitel beschrieben haben, herrscht in dieser Zeit ein ziemliches Durcheinander: ein zur Neige gehender Eizellvorrat, eine gestörte Kommunikation zwischen Hirn und Eierstock, eine Überstimulation der Botenstoffe, mehrere Eisprünge in kurzer Folge oder gar keiner – all das und vieles mehr kann zu extrem hohen Östrogenwerten führen, die beizeiten wieder in den Keller stürzen. Und in den Zyklen, wo der Eisprung ausbleibt, fehlt uns dann auch noch das Progesteron oder es wird im Verhältnis zum Östrogen zu wenig davon produziert. Aber auch die umgekehrte Situation, nämlich im Verhältnis mehr Progesteron als Östrogen ist möglich. Leider kann sich dieses Durcheinander von Monat zu Monat ändern, sodass man nie genau wissen kann, was gerade in unserem Körper los ist. Deshalb bringt es in dieser Phase auch herzlich wenig, einen Hormon-Bluttest machen zu lassen. Denn die Werte zeigen nur an, wie die Hormonsituation an diesem einen Tag war, sprich, die Werte der ersten Zyklustage sagen nichts darüber aus, was in der Zyklusmitte passiert.

Auch haben wir insbesondere in der frühen Perimenopause häufig noch ein unauffälliges FSH. Der Wert dieses Botenstoffs aus der Hirnanhangdrüse, der die Follikelreifung mit aller Macht aktivieren soll, steigt erst mit der Zeit allmählich an. Er kann aber in der Perimenopause (insbesondere nach einem Eisprung oder in Phasen des Östrogenüberschusses) sogar zeitweise sehr niedrig sein – und erst in der Postmenopause bleibt er als ein untrügliches Zeichen für die Erschöpfung des Eizellvorrats kontinuierlich deutlich erhöht. Der Blick auf den vermeintlich normalen FSH-Spiegel in der Perimenopause führt daher leider oft zur Aussage: »Sie sind noch nicht in den Wechseljahren.« Viel aussagekräftiger sind in der Perimenopause deshalb unsere Symptome. Vielleicht verändern sie sich im Verlauf des Zyklus, also kurz nach dem Eisprung oder kurz vor der Monatsblutung, aber sie bieten allein durch ihr Auftreten einen guten Anhaltspunkt für eine Hormonbehandlung.

Der Übergang in die Perimenopause ist geprägt davon, dass der Zyklus sich häufig zunächst etwas verkürzt und die Regel nicht mehr präzise nach 26 bis 28 Tagen einsetzt. Die Zykluslänge variiert nun um 5 bis 7 Tage, auch kann es mal einen »Aussetzer« geben, den sich aber viele Frauen noch gar nicht mit den Wechseljahren erklären.

In der Anfangsphase der Perimenopause klagen Frauen vor allem über Schlafstörungen und Stimmungsschwankungen – ein ganz typisches Signal dafür, dass es mit dem Wechsel losgeht. In diesen Fällen hilft es Frauen oft, wenn sie in der zweiten Zyklushälfte natürliches Progesteron einnehmen – auf Basis der Überlegung, dass fortan in der zweiten Zyklushälfte das Progesteron nicht mehr in ausreichender Menge gebildet wird. Das geschluckte Progesteron hat durch die

Verstoffwechselung über die Leber in das Allopregnanolon einen schlafanstoßenden Effekt und viele Frauen fühlen sich mit der Einnahme von Progesteron entspannter und schlafen besser. Außerdem hilft die zyklische Progesterongabe auch vielen Frauen dabei, den Zyklus zu regulieren. Wenn in dieser Phase das Progesteron während des gesamten Zyklus gegeben würde, wird der schlafanstoßende und entspannende Effekt zwar durchgehend erreicht, aber was genau dann an der Gebärmutterschleimhaut passiert, ist auch von ärztlicher Seite schwer einzuschätzen. Doch wie immer gibt es zwei Seiten der Medaille: Manchen Frauen hilft das Progesteron in der Perimenopause überhaupt nicht. Warum das so ist, werden wir in diesem Kapitel später noch erklären.

Schwieriger wird es für Ihre Frauenärztin oder Ihren Frauenarzt, in der Perimenopause mit bioidentischem Östrogen zu arbeiten. Denn es besteht noch kein dauerhafter Mangel, stattdessen kommt es oft zu einem Zuviel an Östrogen – und dann auch wieder zu einem Zuwenig. Wie stark die Hormonschwankungen tatsächlich sind, ist von Frau zu Frau sehr unterschiedlich und leider auch von Monat zu Monat. Es kann nämlich durchaus sein, dass alles für einige Monate wieder ganz »normal« läuft. Dann ist guter Rat teuer.

Sehen wir uns die Möglichkeiten der Hormongabe an:

Wenn vor allem die Hormonschwankungen Probleme machen, besteht die Option, mit einem synthetischen Gestagen die Arbeit der Eierstöcke auszubremsen, was das bioidentische Progesteron nicht schafft. Einige denken jetzt vielleicht sofort an die »herkömmliche« Antibabypille als Therapieansatz – sie enthält synthetisches Östrogen und Gestagen und blockiert den Eisprung und den eigenen Zyklus komplett. Grundsätzlich wäre also die Antibabypille geeignet, die starken Schwankungen der Eierstockfunktion »auszuschalten«. Aber es gibt einen Haken: Das synthetische Östrogen Ethinylestradiol in den klassischen Kombinationspillen ist mit Risiken behaftet, insbesondere was Thrombose, Herzinfarkt oder Schlaganfall anbelangt.

Bei jungen Frauen ist diese Gefahr, daran zu erkranken, sehr gering. Doch mit zunehmendem Alter kommen zusätzliche Risikofaktoren wie zum Beispiel Bluthochdruck oder Übergewicht dazu, sodass der Einsatz der klassischen Antibabypille mit Vorsicht zu genießen ist. Eine bessere Option sind daher Antibabypillen, in denen bioidentisches Östradiol enthalten ist, allerdings ist auch hier wegen des geschluckten Anwendungswegs das Thromboserisiko erhöht.

Deshalb ist die Gestagen-Monopille eine gute Alternative bei starken Hormonschwankungen in der Perimenopause. Diese kommt vorzugsweise bei jungen Frauen zur Verhütung zum Einsatz, die keine Kombinationspille nehmen dürfen, weil sie beispielsweise eine erhöhte Neigung zu Thrombose haben oder an Endometriose leiden. Da Gestagen-Monopillen nur ein synthetisches Gestagen, aber kein Ethinylestradiol oder ein anderes Östrogen beinhalten, besteht keine erhöhte Gefahr einer Thrombose oder eines Schlaganfalls. Und falls im Zuge der Behandlung damit die körpereigene Östrogenausschüttung dann doch zu stark unterdrückt wird oder wegen fortgeschrittener Wechseljahre allmählich ausbleibt, kann zusätzlich bioidentisches Östradiol über die Haut verabreicht werden.

Wussten Sie schon?

Oft wird, wenn es um die Gestagen-Monopille geht, auch von der »Minipille« gesprochen. Das ist ein Irrtum. Die Minipille ist zwar auch eine östrogenfreie Pille, enthält jedoch deutlich weniger Gestagen. Für die Therapie in den Wechseljahren werden die höher dosierten Gestagen-Monopillen eingesetzt.

Die Gestagen-Monopille stoppt den eigenen Zyklus nicht komplett, sondern bremst ihn. Das reicht aber meist, um sowohl die großen Hormonschwankungen als auch die gerade verrücktspielenden Steuerungshormone aus der Hirnanhangdrüse herunterzufahren. Dadurch entspannt sich für viele Frauen die anstrengende Situation in der Perimenopause und die Symptome verbessern sich. Aus den Eierstöcken kommt meist noch immer Östradiol, wenn auch in reduzierter Menge, die bei jungen Frauen mit einem guten Eizellvorrat meist ausreichend ist, um einen angemessenen Östrogenspiegel zu halten.

Die Erfahrung zeigt aber, dass unsere Eierstöcke in der Perimenopause durchaus mal schwächeln und nicht mehr genug Östradiol abgeben können. Es kommt vorübergehend und später dauerhaft zu einem Östrogenmangel, der durch die Gabe der Gestagen-Monopille verstärkt werden kann. Typische Symptome dafür sind Hitzewallungen, Trockenheit von Haut und Schleimhäuten oder Gelenkschmerzen und manchmal auch depressive Verstimmungen. In diesen Fällen empfiehlt man, zur Gestagen-Monopille ein transdermales Östradiol dazuzugeben. So kann man dem Mangel vorbeugen oder zumindest darauf reagieren.

Die Gestagen-Monopille wird übrigens meist durchgängig eingenommen und auch das Östradiol gibt man täglich dazu. Nur so kann man einen stabilen Hormonstatus ohne Schwankungen erreichen und der Frau in der Perimenopause eine Linderung ihrer Beschwerden verschaffen.

Aber heißt das nun, dass für Frauen in der Perimenopause generell keine bioidentische Hormontherapie infrage kommt? Nein, das heißt es nicht. Denn die Perimenopause ist sehr dynamisch und verläuft in unterschiedlichen Phasen. Vor allem wenn die Frauen schon unter eindeutigen Östrogenmangelsymptomen leiden, funktioniert die zusätzliche Gabe von Östrogen gut. Manchmal ist es sinnvoll, sich zur Klärung der Lage die Eierstöcke im Ultraschall anzuschauen oder doch mal die Hormonwerte mittels eines Bluttests zu prüfen. Auch wenn die Abstände zwischen den Blutungen immer länger werden, kommen viele Frauen mit der bioidentischen Hormontherapie aus Östrogen und Progesteron gut zurecht beziehungsweise können von der Gestagen-Monopille auf diese Therapie wechseln. Alles in allem braucht es also gerade in der Perimenopause seitens der Ärzteschaft viel Fingerspitzengefühl bei der Wahl der geeigneten Hormontherapie, nicht selten müssen die Dosierungen angepasst oder eben auch die Therapieart gewechselt werden.

WARUM HABE ICH STÄNDIG BLUTUNGEN UNTER DER GESTAGENPILLE?

Für Frauen mit starken Hormonschwankungen ist der Einsatz der Gestagen-Monopille oft die Rettung. Doch was so einfach klingt, funktioniert in der Realität mitunter nicht gleich auf Anhieb. Die Wirkung der Gestagen-Monopille zeigt sich oft erst nach vier bis acht Wochen, so lange braucht es nämlich, um die »Übersteuerung« des Zwischenhirns merklich zu bremsen. Erst dann kann man sagen, ob die erwünschte Bremswirkung auf den Zyklus eingetreten ist.

Wenn Frauen dann über Zwischenblutungen oder Schmierblutungen klagen, kann das verschiedene Ursachen haben. Zum einen können die Eierstöcke doch noch übermäßig arbeiten und zu viel Östrogen ausschütten, was Blutungsstörungen verursachen, aber auch zu Brustspannen oder Wassereinlagerungen führen kann. Zum anderen können diese Blutungen auch eine Folge von zu wenig Östrogen sein. Denn paradoxerweise kann auch eine sehr gute Unterdrückung der Eierstocksaktivität Blutungsstörungen hervorrufen. In diesem konkreten Fall gibt man etwas transdermales Östrogen dazu beziehungsweise erhöht die bestehende Dosis. Tatsächlich sind die Blutungsstörungen unter der Gestagen-Monopille ein relativ häufiges Phänomen. Gerade bei Frauen mit einer sehr reaktionsfreudigen Gebärmutterschleimhaut ist es manchmal schwer, Blutungsfreiheit zu erreichen.

Was aber, wenn die Gestagen-Monopille den Eierstock nicht ausreichend unterdrückt? Gerade in der Perimenopause, wenn das Zwischenhirn mit aller Macht versucht, den Eierstock zur Höchstleistung anzuspornen, ist dies nicht selten. Dann empfiehlt es sich, mit der Dosis der östrogenfreien Pille hochzugehen. Das klingt jetzt vielleicht etwas verrückt, weil man sich nicht mit Hormonen »vollstopfen« will. Aber bei manchen Frauen ist etwas mehr Gestagen vonnöten. Denkbar wäre, eine der Pillen zu teilen und jeden Abend eineinhalb Gestagen-Pillen einzunehmen oder abwechselnd eine und zwei Pillen. Bei der Drospirenon-Monopille allerdings gilt diese Empfehlung nicht. Hier muss man die Dosis nicht erhöhen. Womit wir bei den Wirkstoffen wären:

Aktuell kommen überwiegend drei Wirkstoffe in Gestagen-Monopillen zum Einsatz: Desogestrel, Drospirenon und Dienogest. Dienogest wurde als Medikament für Frauen mit Endometriose entwickelt und hat einen starken gestagenen Effekt an der Gebärmutterschleimhaut, weshalb es Blutungsstörungen reduziert. Tatsächlich werden diese drei Gestagene von den Frauen unterschiedlich gut vertragen. Daher gilt: Tritt auch nach mehreren Monaten keine Besserung der Symptome ein, sollte ein anderer Wirkstoff probiert oder aber an der transdermalen Östrogendosis etwas verändert werden. Übrigens muss man sich keine Sorgen wegen des Schutzes der Gebärmutterschleimhaut machen – das synthetische Gestagen ist in aller Regel für eine höhere Dosierung des transdermalen Östradiols potent genug.

Wussten Sie schon?

Wenn Blutungsstörungen anhalten, sollte man in Einzelfällen unbedingt daran denken, dass die Ursache ein Polyp oder sogar eine bösartige Zellveränderung in der Gebärmutter sein kann. Dies gilt übrigens auch für Blutungsstörungen in der Postmenopause unter einer Hormontherapie. Im Zweifelsfall muss das durch eine Gebärmutterspiegelung (Hysteroskopie) abgeklärt werden.

WIRD ES MIT DER HORMONTHERAPIE IN DER POSTMENOPAUSE EINFACHER?

In der Postmenopause wird es entspannter. Die Eierstöcke haben die Arbeit eingestellt und die Zeit der hormonellen Achterbahnfahrt ist vorbei. Nun ist die Frage, wie die Frauen auf das dauerhafte Fehlen von Östrogen und Progesteron reagieren. Manche kommen damit gut zurecht und hatten vielleicht schon in der Perimenopause wenig Probleme. Auch bei den Frauen, die sich mit einer Vielzahl von Symptomen in der Perimenopause herumschlagen mussten, lassen einige der Beschwerden merklich nach. Dafür können sich die Symptome für Östrogenmangel verstärken: heftige Hitzewallungen, zunehmende Muskel- und Gelenkschmerzen und eine zunehmende vaginale Trockenheit. Oft fällt dann erst nach der Menopause die Entscheidung, mit einer Hormontherapie zu beginnen.

Frauen, die bisher die Gestagen-Monopille genommen haben, können jetzt bei Bedarf auf eine Hormontherapie mit dem bioidentischen Progesteron oder Dydrogesteron in Kombination mit Östradiol umsteigen. Da jetzt die Eierstöcke nicht mehr dazwischenfunken, funktioniert das meist auch relativ gut. Da das Ziel ist, dass sich die Frauen wohlfühlen, wird die Dosierung an die Symptome angepasst. Verschwinden sie, passt die Dosis.

Manchmal berichten Frauen, dass die Hormone im Lauf der Zeit nicht mehr so gut helfen. Dieser Eindruck täuscht nicht. Denn unsere Eierstöcke werden mit der letzten Blutung nicht immer komplett auf null geschaltet. Bei einigen Frauen werden noch eine Zeitlang geringe Mengen an Östrogen abgegeben. Wenn die letzten Reserven versiegt sind, ist daher der Zeitpunkt gekommen, die Dosierung der Hormontherapie anzupassen. Es gibt aber auch viele Frauen, die immer weniger Hormone benötigen, weil sich der Körper langsam an die hormonelle Mangelsituation gewöhnt.

Wenn eine Hormontherapie nicht wirklich anschlägt, ist manchmal auch ein Bluttest sinnvoll. Stellt sich heraus, dass die Hormonspiegel überraschend niedrig sind, ist Ursachenforschung angesagt: Wenn man Hormone schluckt, kann es sogenannte Resorptionsprobleme geben, das heißt, dass der Magen die Hormone aus irgendeinem Grund, zum Beispiel wegen einer Magenschleimhautentzündung, nicht richtig aufnimmt. Und auch bei der Therapie über die Haut mit Gel, Pflaster oder Spray reagieren Frauen sehr unterschiedlich. Das hat zum einen mit der Hautstruktur zu tun und zum anderen auch mit der individuellen Verstoffwechselung von Hormonen.

Doch noch etwas anderes muss man in der Postmenopause im Hinterkopf behalten. Bei anhaltenden Hitzewallungen und Nachtschweiß steht die Frage im Raum, ob das Symptom vielleicht gar nicht wechseljahresbedingt ist. Schweißausbrüche können zum Beispiel auch auf einen Bluthochdruck oder eine Insulinresistenz hinweisen. Und manchmal stecken auch eine Schilddrüsenüberfunktion oder andere Erkrankungen hinter den Beschwerden. Oder es kann sich um Nebenwirkungen von Medikamenten handeln, die man neu verschrieben bekommen hat – schließlich werden wir alle älter und mit dem Alter steigen unsere Risiken für bestimmte Erkrankungen. All das gilt es im Blick zu behalten – auch bei der Anpassung der Hormontherapie.

WELCHE HORMONPRÄPARATE SOLL ICH NEHMEN?

Wenn sich eine Frau für eine Hormontherapie entschieden hat, gibt es für sie eine Reihe von Optionen. Hormonpräparate werden von verschiedenen Pharmakonzernen angeboten. Sie mussten Zulassungsstudien durchlaufen und werden standardisiert hergestellt. Als Östrogen wird in Deutschland praktisch ausschließlich bioidentisches Östradiol verwendet. Dieses kann über die Haut als Gel, Spray oder

Pflaster oder als Tablette bzw. Dragee in unterschiedlichen Dosierungen zugeführt werden. Bei der Auswahl des Gestagens gibt es mehrere Varianten, doch in der Postmenopause verordnen die Ärzte und Ärztinnen häufig das bioidentische Progesteron, das als Kapsel à 100 mg oder 200 mg erhältlich ist. Hormone werden über ein Rezept verschrieben und von den Krankenkassen bezahlt.

Oft wird damit geworben, dass eine individuelle Anmischung von Östradiol und Progesteron durch Apotheken nicht nur besser wirksam, sondern auch mit weniger Nebenwirkungen verbunden sei. Es heißt dann, dass hier ausschließlich naturidentische Hormone aus der Yamswurzel verwendet werden und nicht synthetische Industriepräparate. Diese Aussage sorgt nicht selten für Verwirrung. Denn tatsächlich werden sämtliche Hormone aus Yamswurzel oder Soja hergestellt, auch die der Pharmaindustrie. Das in der Yamswurzel und in Soja enthaltene Diosgenin beziehungsweise Stigmasterin wird dabei durch einen chemischen Prozess in alle benötigten Sexualhormone umgewandelt, übrigens auch in Kortison. Große Fabriken, die sich zum Beispiel in China befinden, haben sich genau auf diese Prozesse spezialisiert und stellen sowohl das bioidentische Östradiol als auch das bioidentische Progesteron sowie das diesem nahestehende Dydrogesteron her. Die Apotheken, die Hormone individuell anmischen, beziehen die Grundsubstanzen hierfür über Großhändler, die wiederum, um im Beispiel zu bleiben, in China einkaufen. Es gibt also in den Grundzutaten keinen Unterschied zwischen den Produkten von Spezialapotheken und denen der Pharmaindustrie.

Einzig und allein das Testosteron steht aktuell nicht als zugelassene Substanz für Frauen zur Verfügung. Das bedeutet: Wenn eine Testosterontherapie für eine Frau ärztlich in Betracht kommt, muss das Testosterongel auf individuelles Rezept in einer Apotheke hergestellt werden.

Von manchen Apotheken wird Progesteron als Creme für die Hormontherapie angeboten. Auf den ersten Blick eine gute Sache, weil man ja auch Östrogen als Gel auf die Haut auftragen kann, doch leider funktioniert das nicht: Eine Progesteroncreme schützt die Gebärmutterschleimhaut nicht vor einem zu starken Aufbau unter Östrogeneinnahme, weil das Progesteron erstens die Haut nicht so gut durchdringt wie das Östrogen und zweitens bereits in der Haut verstoffwechselt wird. Die logische Folge: Es kommt nicht genügend in der Gebärmutter an. Nun könnte man fragen: Wieso funktioniert es dann, wenn man die Progesteronkapsel vaginal einführt, wo es doch auch über die Vaginalhaut aufgenommen wird? Tatsächlich hat das mit der Beschaffenheit der Vaginalhaut und ihrer direkten Nähe zur Gebärmutter zu tun. Es hat sich sogar gezeigt, dass bei der vaginalen Einnahme mehr Progesteron die Gebärmutter erreicht als bei der geschluckten Einnahme – auch wenn diese Form der Verabreichung von den Arzneimittelbehörden offiziell bisher nur in der Kinderwunschbehandlung zugelassen ist.

Wussten Sie schon?

17-Beta-Östradiol ist übrigens mittlerweile auch in einigen Verhütungspillen enthalten. Das heißt, das Östradiol wird dann zusammen mit einem synthetischen Gestagen geschluckt. Diese Pillen sollen Risiken und Nebenwirkungen mindern, die in der klassischen Kombinationspille vor allem durch das synthetische Ethinylestradiol entstehen. Sie zählen jedoch nicht zur bioidentischen Hormontherapie.

Zu den Vorteilen der industriell hergestellten Hormone zählt, dass sie einem streng überwachten, gleichbleibenden Standard bei der Herstellung unterliegen. Und was die Dosierung betrifft, kann man gerade das Gel durch den Gelspender bequem nach Bedarf portionieren, das Gleiche gilt für das Spray und auch bei den östrogenhaltigen Pflastern gibt es eine große Bandbreite von Dosierungen.

Eine Reihe von Tabletten und Pflastern enthalten bereits eine

Kombination aus Östrogen und Gestagen, was bedeutet, dass man mit nur einem einzigen Präparat gleichzeitig beide Wirkstoffe zuführt. In den Kombinationspflastern sind allerdings synthetische Gestagene enthalten (also nicht das bioidentische Progesteron), während man bei der Tablettenform die Wahl hat: Hier kann Östradiol sowohl mit dem bioidentischen Progesteron als auch mit Dydrogesteron sowie einer Reihe von synthetischen Gestagenen kombiniert werden. Somit ist gewährleistet, dass für die ganz individuelle Situation, in der sich die Frau befindet, immer die geeignete Variante der Therapie zur Verfügung steht.

WARUM SCHWÖREN VIELE FRAUEN AUF PROGESTERON?

Oft sind Schlafstörungen eines der ersten Symptome der Perimenopause. Vielen Frauen hilft es dann sehr gut, wenn sie am Abend Progesteron schlucken. Dieses geschluckte Progesteron wird über die Leber verstoffwechselt, wodurch unter anderem Allopregnanolon entsteht, das am GABA-Rezeptor im Hirn andockt und dort dafür sorgt, dass wir besser schlafen und entspannter sind. Aufgrund dieser Wirkung liegt der Schluss nahe, dass uns in den Wechseljahren wohl als Erstes das Progesteron fehlen würde und wir deshalb gefühlt die ganze Nacht durchwachen und tagsüber weniger ausgeglichen sind. Doch so einfach ist die Erklärung leider nicht.

Dazu genügt ein kurzer Blick auf den natürlichen Zyklus: Progesteron wird in der zweiten Zyklushälfte nach dem Eisprung gebildet, das heißt, in der ersten Zyklushälfte haben wir kaum Progesteron, dafür aber jede Menge Östrogen in unserem Blut. Wenn man aber Frauen fragt, wann sie sich am wohlsten fühlen, sagen die meisten, dass es ihnen in der ersten Zyklushälfte besser geht. Wenn also das Progesteron tatsächlich so einen entscheidenden Einfluss auf unseren Schlaf hätte, müssten wir dann nicht alle in der entspannteren ersten Zyklushälfte deutlich schlechter schlafen? Zweifellos ein Widerspruch. Deshalb geht die Medizin mittlerweile davon aus, dass es in erster Linie die Hormonschwankungen in der Perimenopause sind, die unseren Schlaf negativ beeinflussen. Die positive Wirkung des geschluckten Progesterons ist in diesem Fall also nichts anderes als eine willkommene pharmakologische Wirkung der Substanz in den Wirren der Perimenopause.

Aber nicht alle Frauen profitieren nur von dem geschluckten Progesteron. Sie berichten von Nebenwirkungen wie Schwindel, Kopfschmerz und Benommenheit am nächsten Tag. Für diese Frauen besteht die Möglichkeit, das Progesteron vaginal einzuführen. Das ist im Prinzip die bioidentischste Variante und reduziert das Risiko für unerwünschte Nebenwirkungen. Alternativ können die Frauen zum Schutz der Gebärmutter auch Dydrogesteron verwenden, das chemisch betrachtet mit dem Progesteron fast strukturgleich ist, aber keine Auswirkung auf unser zentrales Nervensystem hat – und damit allerdings auch keine schlafanstoßende Wirkung.

Auch Frauen, die in der zweiten Zyklushälfte unter PMS oder PMDS leiden, reagieren auf die zusätzliche Gabe von Progesteron in der Hormontherapie oft nicht gut. Bei ihnen scheint das Progesteron die Stimmungsschwankungen eher noch zu verstärken. Über diese dysfunktionale Reaktion des GABA-Rezeptors auf das Allopregnanolon haben wir in Kapitel 2 bereits ausführlich berichtet.

NEHME ICH DIE HORMONE DURCHGÄNGIG ODER ZYKLISCH?

Es gibt unterschiedliche Varianten, in welchem Rhythmus man Hormone zu sich nehmen kann. Das hängt auch ganz davon ab, in welcher Phase der Wechseljahre sich eine Frau befindet. Wir haben schon beschrieben, dass man Frauen, die unter starken Hormonschwankungen und den dafür typischen Symptomen in der Perimenopause leiden, meist mit bioidentischen Hormonen nicht gut helfen kann, sodass in der Regel eine Gestagen-Monopille zur durchgehenden Einnahme verschrieben wird (eventuell zusätzlich mit einem bioidentischen Östrogen).

Die bioidentische Hormontherapie mit Östrogen und Progesteron wird dagegen häufig erst dann eingesetzt, wenn die Eierstockfunktion nahezu erloschen ist. Das heißt, die Frau befindet sich in der späten Phase der Perimenopause und es kommt bereits zu Symptomen eines Östrogenmangels. Natürlich gibt es aber auch Frauen, die schon früher mit der bioidentischen Therapie gut zurechtkommen – es gibt keine pauschale Vorgehensweise. Allerdings muss man in diesen Fällen besonders in Phasen des Östrogenüberschusses darauf achten, dass die Dosis des Gestagens ausreicht, der Aufbauwirkung des Östrogens an der Gebärmutterschleimhaut entgegenzuwirken.

Die zyklische oder sequenzielle Kombinationstherapie zeichnet sich dadurch aus, dass das Östrogen durchgehend ohne Unterbrechung angewendet und 14 Tage pro Monat zusätzlich Progesteron, Dydrogesteron oder ein anderes (synthetisches) Gestagen verabreicht wird. Diese Form der Anwendung zielt darauf ab, den natürlichen Zyklus der Frau so gut wie möglich nachzuahmen. Nach Ende der Progesterongabe treten sogenannte Abbruchblutungen auf, die mit der Menstruationsblutung vergleichbar sind. Von der Strategie, das Östrogen nur 21 Tage zu nehmen und anschließend eine einwöchige Pause einzulegen, ist man überwiegend abgekommen.

Die kontinuierliche Kombinationstherapie eignet sich insbesondere für postmenopausale Frauen, die bereits keine eigene Blutung mehr haben und auch unter der Hormoneinnahme nicht mehr bluten möchten. Bei dieser Therapie werden Östrogen und Progesteron beziehungsweise Gestagen täglich durchgehend verabreicht. Für diese dauerhafte Einnahme muss die Dosierung der Hormone gut aufeinander abgestimmt werden, um die Gebärmutterschleimhaut zu schützen. Allerdings kommt es hierbei trotzdem gelegentlich zu Blutungen, die unvorhersehbar eintreten, oder auch zu dauerhaften Schmierblutungen, was zwar nicht gefährlich, aber lästig ist. In solchen Fällen weicht man häufig auf eine sequenzielle Einnahme aus. Die sequenzielle Kombinationstherapie hat auch den Vorteil, dass bei ihr das Risiko für Brustkrebs etwas geringer ausfällt, wie Studien zumindest für synthetische Gestagene belegen. Ob das in relevanter Weise auch für Progesteron und Dydrogesteron zutrifft, ist bislang schwer klar zu beziffern, jedoch gilt es als wahrscheinlich. Zum Schutz der Gebärmutterschleimhaut sollte das Progesteron beziehungsweise auch jedes andere Gestagen bei der sequenziellen Kombinationstherapie höher dosiert werden. Ein Beispiel: Würde man bei der kontinuierlichen Kombinationstherapie durchgängig 100 bis 200 mg Progesteron nehmen, gibt man hier 200 mg bis 400 mg. Gegen diese Form der sequenziellen Einnahme spricht für viele Frauen allerdings gerade diese monatliche Abbruchblutung. Denn die Mehrheit ist froh, das Thema Blutung nach der Menopause endlich hinter sich zu haben.

Was aber, wenn Frauen in der Perimenopause gern auch das Progesteron durchgängig nehmen möchten, weil sie damit einfach besser schlafen? Die Antwort hierauf ist so kurz wie ernüchternd: Das ist nicht unproblematisch, weil völlig unklar ist, welche Wirkung das an der Gebärmutterschleimhaut erzeugt. Als Minimum sollte man mindestens eine einwöchige Progesteronpause einhalten – Studien gibt es dafür allerdings keine.

Ein Sonderfall ist die Situation, wenn Frauen zum Beispiel aufgrund einer Operation keine Gebärmutter mehr haben. Dann empfiehlt sich eine Monotherapie mit einem Östrogen, das durchgängig genommen werden kann, da keine medizinische Notwendigkeit mehr besteht, ein Gestagen zum Schutz der Gebärmutterschleimhaut dazuzugeben. Doch es gibt hier auch Ausnahmen: Bei einer Frau, die eine (schwere) Endometriose in der Vorgeschichte hatte, sollte auch dann ein Gestagen verabreicht werden, wenn die Gebärmutter entfernt wurde. In diesen Fällen wird sogar eher nahegelegt, ein synthetisches Gestagen zu nehmen, da Progesteron weniger stark gegen die Endometriose wirkt und die Gefahr besteht, dass diese wieder aufflackert. Frauen, bei denen der Gebärmutterhals bei der Gebärmutterentfernung erhalten wurde, bluten noch gelegentlich, weil Reste der Gebärmutterschleimhaut im Gebärmutterhals zurückgeblieben sind, dies ist bei etwa 10 Prozent der Frauen nach einer solchen Operation der Fall. Ihnen muss dann auch Progesteron oder ein anderes Gestagen zum Östrogen verabreicht werden. Und schließlich muss auch nach einer sogenannten Endometrium-Ablation – wenn die Gebärmutterschleimhaut wegen starker Blutungen verödet wurde – auf jeden Fall ein Gestagen zum Östrogen dazugegeben werden, da meist noch Gebärmutterschleimhautreste vorhanden sind. Manchmal taucht auch die Frage auf, ob man auch ohne Gebärmutter wegen des schlafanstoßenden Effekts Progesteron zum Östrogen dazunehmen könne. Generell ist dies möglich. Dann aber gilt für diese Frauen unser Appell, die Brust im Auge zu behalten und einmal im Jahr die Brust per Ultraschall kontrollieren zu lassen.

Eine Monotherapie mit Progesteron kann bei Frauen in der Perimenopause sinnvoll sein, bei denen Zyklusunregelmäßigkeiten auftreten oder gehäuft der Eisprung ausbleibt. Zur Zyklusstabilisierung und zum Schutz der Gebärmutterschleimhaut wird dann in der zweiten Zyklushälfte Progesteron oder auch ein synthetisches Gestagen über mindestens 12 bis 14 Tage zugeführt.

Wussten Sie schon?

Bei Endometriose wächst Gewebe, welches der Gebärmutterschleimhaut ähnelt, außerhalb der Gebärmutter. Es siedelt sich unter anderem an den Eierstöcken, im Bauch- und Beckenraum, am Darm oder Bauchfell an. Die Symptome sind vielfältig: starke Zyklusschmerzen und Blutungen, Rückenschmerzen, Übelkeit, Verdauungsprobleme und vieles mehr. Endometrioseherde werden durch Östrogene in ihrem Wachstum stimuliert, durch eine durchgehende Gestagengabe im Wachstum gebremst.

WIE VIEL BIOIDENTISCHE HORMONE DARF ICH NEHMEN?

Bei einer Therapie mit bioidentischen Hormonen wird Östrogen als Gel, Spray oder Pflaster über die Haut verabreicht. Das Progesteron wird als Kapsel geschluckt oder kann auch vaginal eingeführt werden. Die Frage ist dann oft, wie viel man von den Hormonen nehmen muss, damit es uns Frauen wieder besser geht. Wie viel ist genug und wie viel ist zu viel? Das aber können auch die Ärztinnen und Ärzte nicht beantworten, da es bei der Hormontherapie schlichtweg keine standardisierte Dosierungsempfehlung gibt, die für alle Frauen gilt und jeder Frau gleich gut hilft. Insbesondere beim Auftragen auf die Haut variiert es aufgrund der Hautbeschaffenheit von Frau zu Frau, wie viel von dem im Gel, Spray oder Pflaster enthaltenen Östradiol am Ende tatsächlich im Blut ankommt. Und damit nicht genug: Auch der Bedarf an Hormonen zur Erzielung von Beschwerdefreiheit ist bei jeder Frau anders. Bei manchen reicht bereits ein halber Hub Östradiolgel, damit es ihnen gut geht, andere benötigen zwei oder drei Hübe. Hier sind eine enge Abstimmung und Beratung mit der Gynäkologin oder dem Gynäkologen nötig, um die individuell richtige Dosierung zu finden. Zudem kann sich der Bedarf im Laufe der Zeit ändern.

Und wie andernorts bereits erwähnt, die Bestimmung der Hormonspiegel im Blut ist nur bedingt hilfreich, entscheidend für die Dosierung ist am Ende aller Tage die Frage: Wie geht es der Frau, sind die Symptome besser geworden?

Unerlässlich ist es in jedem Fall, die Dosierung des Progesterons (oder eines anderen Gestagens) an die Dosierung des Östradiols gut anzupassen, um zu verhindern, dass bei Frauen mit Gebärmutter die Gebärmutterschleimhaut durch die Östrogengabe ungebremst zu wachsen beginnt. Denn dann steigt das Risiko für einen Gebärmutterschleimhautkrebs. Deshalb setzen wir an dieser Stelle ein großes Ausrufezeichen: Wenn im Zuge der Therapie das Östradiol erhöht wird, muss auch mehr Progesteron eingenommen werden!

In den meisten Fällen empfehlen die Frauenärztinnen oder -ärzte, zunächst mit einem Hub oder einem Sprühstoß Östradiol und 100 mg oder 200 mg Progesteron einzusteigen. Sollte diese Dosis nicht ausreichen, kann nach zwei bis vier Wochen erhöht werden. Diese Wochen sind wichtig, weil sich der Körper erst an die Hormongabe gewöhnen muss. Gerade am Anfang der Therapie sollte die Gebärmutterschleimhaut nach ein paar Monaten kontrolliert werden, um wirklich sicherzugehen, dass das Progesteron zuverlässig seine Arbeit macht. Zumal man gerade zu Beginn der Postmenopause nie ausschließen kann, dass der Eierstock doch noch mal »mitmischt« und somit zusätzliches Östrogen an der Gebärmutterschleimhaut wirkt.

Manchmal kommt es vor, dass auch bei einer höheren Dosierung der bioidentischen Hormone Frauen keine Besserung bemerken. Dann ist meist der erste Verdacht, dass von dem Östradiol, das auf die Haut aufgetragen wurde, nicht genug im Blut der Frau ankommt. In diesen Fällen ergibt es tatsächlich Sinn, sich die Blutwerte anzuschauen. Bei den postmenopausalen Frauen werden niedrige Hormonwerte angestrebt. Dabei richtet man sich nach den Werten, die in der Regel zu Beginn eines weiblichen Zyklus erreicht werden: Beim Östradiol sind das über 30 pg/ml und unter 100 pg/ml. Doch wie gesagt:

Spielentscheidend ist und bleibt die Frage, wie wohl sich die Frauen unter der Hormongabe fühlen.

Wussten Sie schon?

Bei einem Bluttest während einer Hormontherapie sollten Frauen darauf achten, dass sie bereits mehrere Tage vor der Blutabnahme an dem Arm, an welchem das Blut abgenommen werden soll, kein Östradiolgel oder -spray angewendet haben. Denn das kann das Ergebnis des Tests massiv beeinflussen. Stattdessen lässt sich das Östradiol genauso gut auf den Oberschenkel oder den Bauch auftragen.

Und was ist mit dem Progesteron im Bluttest? Die Beurteilung des Progesteronwerts ist grundsätzlich etwas problematisch: Bei vielen Frauen wird das Progesteron nach dem Schlucken und auch bei vaginaler Gabe rasch abgebaut – die biologische Halbwertzeit beträgt nur etwa 40 Minuten. Wenn dann der Arzt niedrige Spiegel misst, heißt das nicht unbedingt, dass zu wenig Progesteron dort ankommt, wo es gebraucht wird. Der im Blut gemessene Wert ist allenfalls ein Indiz. Entscheidend ist vielmehr, wie sich die Gebärmutterschleimhaut verhält.

An dieser Stelle wollen wir auf die Hormonpflaster als eine Variante der bioidentischen Hormontherapie eingehen. Der Vorteil des Pflasters: Es kann in niedrigen Dosierungen verschrieben werden. Das ist zum Beispiel für Endometriose-Patientinnen wichtig, die man mit eher niedrigen Östradiol-Dosierungen zu behandeln versucht. Zweiter Vorteil: Die Hormone werden im Laufe des Tages gleichmäßig über das Pflaster an den Körper abgegeben. Es entfällt das tägliche Auftragen von Gel oder Spray, was von manchen Frauen als aufwendig empfunden wird. Die Pflaster dagegen müssen entweder nur zweimal oder gar einmal pro Woche gewechselt werden.

Viele Hormonpflaster enthalten ausschließlich Östradiol. Deshalb müssen Frauen, die eine Gebärmutter besitzen, genau wie bei der Verwendung von Östradiolgel und -spray zusätzlich ein Gestagen zum Schutz der Gebärmutterschleimhaut einnehmen. Progesteron kann allerdings nicht über ein Pflaster zugeführt werden, da das bioidentische Hormon von der Haut nicht gut aufgenommen wird und außerdem bereits dort verstoffwechselt würde. Der Schutzeffekt für die Gebärmutterschleimhaut käme so nicht zustande. Einige Hormonpflaster enthalten deshalb neben Östradiol auch ein synthetisches Gestagen. Der Nachteil dieser Pflaster ist, dass es nur in feststehenden Dosierungen erhältlich ist. Außerdem reicht die Dosis der Gestagene zum Schutz der Gebärmutterschleimhaut in den Pflastern nur dann aus, wenn ganz sicher keine Östrogenproduktion der Eierstöcke mehr vorhanden ist. Nicht zuletzt deshalb empfinden es viele Frauen als Vorteil, ein Gel und ein Spray zu verwenden, weil sie beides nach individuellem Bedarf dosieren können.

Wichtig zu wissen!

- Es gibt bei der Hormontherapie keine allgemeingültige Dosierung, die für jede Frau passt. Entscheidend für die Dosierung ist das individuelle Wohlbefinden.
- Jede Frau nimmt die Hormone über die Haut unterschiedlich gut auf und auch geschluckte Hormone werden unterschiedlich verstoffwechselt.
- Bei Frauen mit Gebärmutter muss das Progesteron beziehungsweise das Gestagen an die Menge des Östrogens angepasst werden.
- Nicht alle Frauen vertragen das geschluckte Progesteron. Alternativ kann das Progesteron vaginal genommen werden oder man stellt auf Dydrogesteron um.
- Der Körper braucht zwei bis vier Wochen, um sich an die Hormondosis zu gewöhnen. Bei der Gestagen-Monopille dauert es im Schnitt vier bis acht Wochen.

- Eine Erhöhung der Hormon-Dosierung ist immer mit der Frauenärztin zu besprechen.
- Manchmal hilft es, den Wirkstoff oder das Produkt zu wechseln, wenn sich die Beschwerden nicht bessern oder Nebenwirkungen eintreten.

WORAUF MUSS ICH BEIM AUFTRAGEN VON ÖSTROGENGEL ACHTEN?

Immer wieder gibt es Verwirrung darüber, wie und wann Östrogengel oder -spray verwendet werden soll. Erst zum Wie: Gel und Spray werden über die Haut aufgenommen. Gute Stellen zum Auftragen sind die Oberarme, die Oberschenkel oder auch die Haut am Bauch. Ob bevorzugt auf die weichen Innenseiten von Arm oder Oberschenkel aufgetragen werden soll – darüber streiten sich die Experten. Wichtiger ist, dass Gel oder Spray möglichst großflächig aufgetragen wird.

Nun zum Wann: Gel oder Spray sollten ein paar Minuten einziehen, bevor man sich anzieht. Es empfiehlt sich auch, das Präparat erst nach dem Duschen aufzutragen. Planen Sie, noch schwimmen oder in die Sauna zu gehen, sollte die Anwendung ein bis zwei Stunden vorher erfolgt sein. Wenn Östradiol nur einmal am Tag genommen werden soll, bietet es sich an, das entweder am Morgen oder aber auch direkt vorm Zubettgehen zu erledigen. Wenn man zwei oder drei Hub Gel oder Spray benötigt, gibt es unterschiedliche Empfehlungen: Manche Frauen verteilen das Gel beziehungsweise Spray über den Tag. Also einen Hub morgens, einen am Nachmittag und einen am Abend. Andere nehmen alles zur selben Tageszeit auf einmal. Tatsächlich scheinen beide Varianten gut zu funktionieren. Hormonexpertinnen und -experten gehen davon aus, dass das Östradiol über die Haut im subkutanen Fett gespeichert und von dort über den Tag freigesetzt wird. Eine mehrmalige Anwendung über den Tag verteilt muss demnach also nicht sein. Im Einzelfall kann es aber dennoch hilfreich sein. Frauen, die vor allem unter Hitzewallungen in der Nacht leiden, schwören regelrecht darauf, einen Hub oder einen Sprühstoß direkt vor dem Schlafengehen zu nehmen. Manchen hilft das Östradiol am Abend auch generell beim Schlafen.

Fazit: Auch hier sind die Regeln fließend und jede Frau sollte für sich ausprobieren, wie sie am besten klarkommt und was ihr angenehmer ist. Es gibt keine feste Richtlinie und keinen Standard. Wichtig ist aber, dass man regelmäßig um die gleiche Zeit Gel oder Spray aufträgt – nicht auf die Stunde genau, aber zumindest im gleichen Zeitraum.

SOLL ICH PROGESTERON SCHLUCKEN ODER VAGINAL EINFÜHREN?

Das Progesteron im Rahmen einer Hormontherapie hat vor allem die Aufgabe, als Gegenspieler des Östrogens den Aufbau der Gebärmutterschleimhaut zu kontrollieren. Diese Arbeit kann das Progesteron zuverlässig erfüllen, wenn es in ausreichender Dosis geschluckt wird. Progesteron sollte am besten am Abend direkt vor dem Schlafen eingenommen werden, da es einen deutlich schlafanstoßenden Effekt hat. Manche Frauen berichten, dass sie nach Einnahme der Kapsel nicht einmal mehr ihr Buch lesen können, da sie sofort müde werden. In der Packungsbeilage wird daher übrigens auch auf die Einschränkung der Fahrtüchtigkeit hingewiesen. Die Progesteronkapseln, die momentan auf Rezept verschrieben werden, sind für die orale Einnahme getestet und zugelassen.

Grundsätzlich ist es aber auch möglich, sie vaginal einzuführen, gerade dann, wenn Frauen mit Kopfschmerz oder Schwindel auf die geschluckte Gabe reagieren. Durch die unmittelbare Nähe zur Gebärmutter und ohne den Umweg über die Leber wirkt das Progesteron sehr effektiv, was den Schutz der Gebärmutterschleimhaut angeht. Im Grunde kommt die vaginale Anwendung der Natur noch deutlich näher als die orale, eben weil die primäre Verstoffwechselung über die Leber wegfällt, die ja nicht stattfindet, wenn unser Eierstock Progesteron selbst ausschüttet. Allerdings ist die vaginale Anwendung bei den Frauen in den Wechseljahren ein sogenannter Off-Label-Use, weil es dazu keine Zulassungsstudien gibt – in der Kinderwunschbehandlung ist diese Form der Anwendung hingegen zugelassen, weshalb man also definitiv von einer guten Wirksamkeit ausgehen kann.

Doch Achtung: Viele Frauen schätzen gerade den schlafanstoßenden Effekt des Progesterons. Dieser allerdings wird nur bei der oralen Einnahme erzielt. Wird das Progesteron vaginal eingenommen, hat es keinen Einfluss auf den Schlaf.

Wegen der vaginalen Trockenheit in den Wechseljahren bekommen Frauen oft auch Östriolzäpfchen von ihrer Frauenärztin verschrieben und sind verunsichert, ob sie dann auch noch das Progesteron vaginal einführen dürfen? Generell spricht hier nichts dagegen, Progesteron und Östriol auch gleichzeitig vaginal zu nehmen. Manchen Frauen ist es aber nicht sonderlich angenehm, wenn sich beide Zäpfchen in der Vagina auflösen und dadurch vermehrt Ausfluss entsteht. Wer das vermeiden möchte, könnte auf eine Östriolcreme umsteigen und diese dann nicht nur auf Vulvalippen, Harnröhre und Klitoris verteilen, sondern auch in die Vagina einführen.

Wir haben in diesem Buch schon mehrfach das Dydrogesteron, die kleine Schwester des Progesterons, erwähnt. Wenn Frauen das geschluckte Progesteron nicht gut vertragen und es auch nicht vaginal einführen wollen, liegt darin die Lösung. Dydrogesteron hat eine fast identische chemische Struktur wie Progesteron und ist auch bezüglich des sehr geringen Brustkrebsrisikos damit vergleichbar, hat aber dafür nicht den bei vielen Frauen beliebten schlafanstoßenden Effekt.

DARF ICH AUCH OHNE GEBÄRMUTTER PROGESTERON NEHMEN?

Die Leitlinien zur Hormontherapie sehen vor, dass das Progesteron zum Schutz der Gebärmutterschleimhaut gegeben werden muss, wenn Frauen auch Östrogen verwenden. Wenn Frauen allerdings keine Gebärmutter und damit keine Gebärmutterschleimhaut mehr haben, gibt es aus medizinischer Sicht keinen Anlass, Progesteron zu verschreiben. Frauen ohne Gebärmutter bekommen deshalb gegen ihre Wechseljahresbeschwerden laut Leitlinie nur Östrogen.

Wenn aber Frauen ohne Gebärmutter unter Schlafstörungen leiden und eventuell von der Wirkung des geschluckten Progesterons profitieren möchten, kann eine Progesterontherapie ausprobiert werden. Dabei fällt die Notwendigkeit weg, die Menge des Progesterons passend zur Östrogengabe zu dosieren.

WARUM VERSCHREIBT MIR MEINE ÄRZTIN KEIN TESTOSTERON?

Geht es um die Hormontherapie in den Wechseljahren, spricht man meist nur von Östrogen und Progesteron. Das Testosteron, als androgenes Hormon der Frau, bleibt oft außen vor. Das hängt damit zusammen, dass das Testosteron nicht direkt an die Wechseljahre gekoppelt ist. Testosteron schwankt nicht wie Östrogen und Gestagen zyklisch und befindet sich lange Zeit auf einem relativ stabilen Niveau – auch nach der Menopause.

Doch mit zunehmendem Alter sinkt der Testosteronspiegel der Frauen langsam, aber sicher. Mittlerweile weiß man, dass ein Zuwenig an Testosteron auch bei uns Frauen für Probleme sorgen kann. Zu den möglichen Symptomen zählen Libidoverlust, Antriebslosigkeit und Müdigkeit, vermindertes Wohlbefinden, Abnahme an Muskelmasse und Schambehaarung, verminderte Knochendichte und trockene Augen. Allerdings gibt es noch immer keine generell akzeptierte Definition für dieses »Androgendefizit«. Auch wenn man einen Bluttest macht, lässt sich oft nicht mit Sicherheit feststellen, ob ein behandlungswürdiger Mangel vorliegt. Denn viele Frauen haben ohnehin einen niedrigen Testosteronspiegel und fühlen sich dabei großartig, während andere mit einem höheren Testosteronspiegel unter etlichen Beschwerden leiden. Zudem sind die Messmöglichkeiten von Testosteron an den Testosteronspiegeln für Männer ausgerichtet – und die sind mindestens zehnmal so hoch wie bei uns Frauen. Das hat zur Folge, dass die Werte im unteren Messbereich extrem ungenau sind. Somit ist es für viele Ärztinnen und Ärzte schwer einzuordnen, ob eine zusätzliche Gabe von Testosteron tatsächlich sinnvoll ist.

Die Wirkung einer Testosterontherapie wurde durchaus in Studien untersucht. Eine Auswertung von 36 Studien und 48 Berichten mit über 8480 Teilnehmerinnen, von denen 95 Prozent postmenopausal waren, belegt vor allem, dass das Testosteron das sexuelle Wohlbefinden verbessert. Fast jede dritte Frau im mittleren Lebensabschnitt klagte in den Studien über Lustlosigkeit, diese war aber vor allem mit Stress assoziiert. Mit der Testosteronbehandlung stieg die Orgasmusfähigkeit, das Selbstbild und auch das Wohlbefinden insgesamt verbesserten sich. Dagegen konnten keine signifikanten Effekte hinsichtlich Kognition, Knochendichte, Körperzusammensetzung (der prozentuale Anteil von Fett und Muskelmasse), Muskelstärke oder Depressionen gefunden werden. Aus diesem Grund ist in den Leitlinien für die zusätzliche Gabe von Testosteron der Libidoverlust beziehungsweise eine deutliche Einschränkung der sexuellen Erlebnisfähigkeit als Indikation angegeben.

Großzügiger mit einer Testosterontherapie ist man bei Frauen, denen beide Eierstöcke entfernt werden mussten. Diesen Frauen fehlt nach der Operation die wesentliche Quelle ihres Testosterons. Klagen sie über neu aufgetretene Probleme mit der Libido und der Erregbarkeit, kann ihnen Testosteron verschrieben werden. Dabei gilt es, darauf zu achten, dass während der Therapie die Blutwerte ständig kontrolliert werden, um eine Überdosierung zu vermeiden. Denn abgesehen von unangenehmen Nebenwirkungen wie zum Beispiel Haarausfall oder Haarwuchs an ungewöhnlichen Stellen weiß man bislang nicht, ob sich ein zu hoher Spiegel vielleicht auf das Herz-Kreislauf-System einer Frau negativ auswirken kann.

Und wichtig zu wissen: Von einer Eigentherapie mit einem Testosterongel für Männer ist dringend abzuraten, da es für Frauen viel zu hoch dosiert ist.

WAS IST EIGENTLICH MIT DHEA?

DHEA (Dehydroepiandrosteron) ist ein in großen Mengen im Körper vorkommendes Hormon, das sich vor allen Dingen dadurch auszeichnet, dass es eine Art »Vorläuferfunktion« innehat: Denn DHEA wird erst in der Folge vom Körper in andere Hormone wie Östrogen oder Testosteron umgebaut.

Nun ist es so, dass die Produktion von DHEA in unserem Körper im Lauf des Lebens kontinuierlich abnimmt. Die höchsten DHEA-Spiegel haben wir in der Jugend. Im hohen Alter steht dann nur noch ein Bruchteil dessen zur Verfügung. Bei einer 60-Jährigen rechnet man ungefähr mit nur noch einem Fünftel des jugendlichen DHEA-Spiegels. Dieser Zusammenhang zwischen dem Altern und dem abnehmenden DHEA-Spiegel hat dem DHEA den Ruf eines »Anti-Aging-Hormons« eingebracht. Die Idee dahinter: Was uns in der Jugend in großen Mengen zur Verfügung steht, kann uns im Alter in gleichen Mengen vielleicht die Vitalität der Jugend zurückbringen.

Experimente mit Tieren haben tatsächlich gezeigt, dass eine DHEA-Therapie durchaus eine positive Wirkung für das Immunsystem, die Gefäße, die Muskeln und die Hirnfunktion hat. Sogar ein lebensverlängernder Effekt konnte im Tierversuch nachgewiesen werden. Aber es traten auch Nebenwirkungen auf. So hat das Hormon bei einigen Ratten Leberkrebs hervorgerufen, bei jungen Mäusen, die zu spontanen Tumoren der Eierstöcke neigen, vervielfachte eine niedrig dosierte DHEA-Gabe die Tumorrate.

Nun stellt sich die Frage, welchen Effekt eine DHEA-Therapie bei uns Menschen haben kann. Dazu wurden Studien durchgeführt, die zeigten, dass einige der Ergebnisse aus den Tierversuchen sich auch beim Menschen bestätigt haben, andere allerdings nicht. Vor allem die lebensverlängernde Wirkung konnte bislang nicht nachgewiesen werden. Auch was die Nebenwirkungen einer DHEA-Therapie angeht, ist vieles bislang nicht geklärt. Für den Einsatz bei der Therapie der Wechseljahresbeschwerden fehlen schlichtweg gute Studien. Was die Sache erschwert, ist der Umstand, dass nicht steuerbar ist, ob die Körperzellen das DHEA in Östrogen oder Testosteron umbauen. Auch der Effekt des DHEA, was ein Wachstum von Krebszellen anbelangt, ist nicht abschließend geklärt. Und zu guter Letzt haben Studien, bei denen Frauen mit einer höheren Tagesdosis behandelt wurden, einen stärkeren androgenen Effekt gezeigt, das heißt, es kam zu Akne, Haarausfall oder Haarwuchs an unerwünschten Stellen.

Aus all diesen Gründen ist von einer Eigentherapie mit DHEA abzuraten. Auch die Zulassung als Nahrungsergänzungsmittel wurde von den Expertenkommissionen in Deutschland bislang negativ beschieden. Trotzdem kann man Nahrungsergänzungsmittel mit DHEA zum Beispiel übers Internet bestellen. Diese Produkte enthalten sehr unterschiedlich große Mengen an DHEA. Viele überschreiten die in Studien erprobten Dosierungen, andere haben nur einen sehr niedrigen DHEA-Gehalt.

Anders verhält sich die Sache bei der Therapie der vaginalen Atrophie bei Frauen in der Postmenopause: Hier hat DHEA mittlerweile einen festen Platz. Als Arzneistoff ist DHEA in der EU für den Einsatz in verschreibungspflichtigen Vaginalzäpfchen in einer Dosis von

6,5 mg zur täglichen vaginalen Anwendung zugelassen. Das DHEA wird dabei in der Vaginalwand aufgenommen, wo es die Zellen sowohl in Testosteron als auch in Östradiol umwandeln. Studien zufolge ist diese Therapie sehr effektiv, ohne eine systemische Wirkung zu haben.

WIE GROSS IST DAS BRUSTKREBSRISIKO DURCH DIE HORMONE?

Das Thema Hormontherapie ist nicht zuletzt aufgrund der WHI-Studie von 2002 und der darauffolgenden negativen Berichterstattung angstbesetzt. Schlagzeilen wie »Hormone machen Krebs« haben sich ins kollektive Bewusstsein eingebrannt, während die nachträgliche, nach Altersstufen getrennte Auswertung der Daten und die korrigierenden Publikationen der Studienmacher in der Folgezeit medial kaum mehr zu Kenntnis genommen wurden. Es ist aber wichtig, die Fakten ohne Emotionen zu betrachten. Die Aufklärung hat begonnen und wird von vielen Expertinnen und Experten vorangetrieben.

Brustkrebs ist die häufigste Krebserkrankung bei Frauen. Derzeit erkrankt eine von acht Frauen im Laufe ihres Lebens an Brustkrebs. Ab dem 50. Lebensjahr erhöht sich das Risiko statistisch betrachtet deutlich, nach dem 70. sinkt es dann wieder leicht – im Grunde aber handelt es sich bei Brustkrebs um ein Alterskarzinom. Auch wenn die Ursache in vielen Fällen im Dunklen bleibt, gibt es verschiedene Faktoren, die unser Risiko, daran zu erkranken, steigen lassen. Dazu zählen Übergewicht, Typ-2-Diabetes, Bewegungsmangel, ungesunde Ernährung, Alkohol und Nikotin. Fest steht auch, dass genetische Kriterien zum Risiko beitragen – mittlerweile sind eine ganze Reihe an verdächtigen Genen identifiziert, die zu einer unterschiedlich starken Risikoerhöhung für Brustkrebs führen. Und man weiß, dass das Brustkrebsrisiko mit der Anzahl der Schwangerschaften und der Dauer der Stillzeit gesenkt wird.

Wie bei vielen anderen Krebsarten ist es aber das Alter, das die Wahrscheinlichkeit der Erkrankung steigen lässt. Denn die Zellen unseres Körpers teilen sich unablässig, wodurch das gesamte Gewebe, ob Haut oder Organe, ständig erneuert wird. Jede Zellteilung birgt jedoch auch ein kleines Risiko. Es können dabei Fehler beim Ablesen der genetischen Information auftreten und Zellen können entarten. Und je häufiger sich Zellen im Verlauf der Lebensjahre teilen, desto größer die Gefahr.

Doch was hat das nun mit den Hormonen zu tun? Studien haben gezeigt, dass Frauen, die besonders früh ihre erste Blutung (Menarche) hatten oder spät in die Wechseljahre kamen, ein höheres Brustkrebsrisiko haben als diejenigen, bei denen es umgekehrt verlaufen ist. Offenbar spielt die Zeitspanne, in der Frauen regelmäßig Hormone in großen Mengen produzieren, eine Rolle. Außerdem befinden sich in der Brust Hormonrezeptoren, über die »Botschaften« in die Zellen übermittelt werden. Unter anderem wird auf diese Weise das Wachstum der Drüsenzellen in der Brust während der Pubertät oder der Schwangerschaft angeregt. Man nimmt nun an, dass über diese Rezeptoren auch die Vermehrung von Krebszellen gefördert wird, zumindest bei einem Teil der Brustkrebsvarianten. Das heißt, das Wachstum bereits entarteter Zellen kann durch Hormone angeregt werden.

In der aktuellen Diskussion wird das Brustkrebsrisiko unter einer Hormontherapie oft überbewertet. Schauen wir uns deshalb die Zahlen diesbezüglich noch mal genauer an. In der WHI-Studie 2002 war das Brustkrebsrisiko in der gesamten Studienpopulation unter kombinierter Therapie von Östrogenen aus Stutenurin und dem synthetischen Gestagen MPA nach 5,2 Jahren um 29 Prozent erhöht (also auf das 1,29-Fache) im Vergleich zu den Frauen, die ein Placebo erhalten hatten. Die Studienautoren rechneten die Daten in einer späteren Publikation in Absolutzahlen für Frauen zwischen 50 und 59 Jahren hoch: Nach fünf Jahren unter kombinierter Hormontherapie (Östrogen und Gestagen) kam es zu drei Brustkrebsfällen mehr auf 1000 Frauen. Das Östrogen aus Stutenurin selbst scheint bezüglich des Brustkrebsrisikos unproblematisch zu sein, denn in der WHI-Studie hatten die Frauen, die nur Östrogen bekamen, sogar ein erniedrigtes Brustkrebsrisiko (nach fünf Jahren hatten 2,5 Frauen weniger Brustkrebs auf 1000 Frauen hochgerechnet). Das größere Problem stellt somit, wie schon mehrfach erwähnt, das Gestagen dar, das bei Frauen mit Gebärmutter zusätzlich zum Östrogen gegeben werden muss.

Wie sieht es aber aus, wenn Frauen bioidentische Hormone in einer Hormonersatztherapie einnehmen? Leider liegt zum bioidentischen Progesteron keine langjährige prospektive, placebokontrollierte Doppelblindstudie wie die WHI-Studie vor. Bedeutsam sind daher die Ergebnisse der französischen E3N-Kohortenstudie mit insgesamt rund 100 000 befragten Frauen, bei der es sich allerdings nur um eine Beobachtungsstudie mit einer Reihe von möglichen Störgrößen handelt. Es ist aber die einzige Studie, die Frauen bezüglich dieser Fragestellung länger als fünf Jahre beobachtet hat. Sie belegt, dass es bei einer Anwendung von Östrogen allein und auch in der Kombination mit bioidentischem Progesteron oder Dydrogesteron bei kurzzeitiger Einnahme bis zu fünf Jahren zu keiner Erhöhung des Brustkrebsrisikos kam. Dieses Ergebnis deckt sich auch mit einer Reihe von anderen Untersuchungen.

Mit zunehmender Anwendungsdauer von über fünf Jahren zeigte aber auch die E3N-Studie einen leichten, statistisch nachweisbaren Anstieg des Brustkrebsrisikos um rund 30 Prozent. Anders ausgedrückt: Frauen, die in dieser Studie 17-Beta-Östradiol in Kombination mit Progesteron oder Dydrogesteron im Mittel 8,7 Jahre nahmen, hatten ein auf das 1,3-Fache erhöhtes Brustkrebsrisiko. Bei Anwendung von synthetischem Gestagen über die Dauer von mehr als fünf Jahren hatte sich das Brustkrebsrisiko verdoppelt. Das heißt, ein Risikoanstieg auf das Zweifache.

Zusammenfassend bleibt somit als Botschaft: Östrogene allein (sowohl das aus Stutenurin gewonnene als auch das bioidentische 17-Beta-Östradiol) erhöhen das Brustkrebsrisiko nicht oder nur ganz gering. Vermutlich gilt das auch unabhängig davon, ob es geschluckt oder transdermal gegeben wird. Der Zusatz eines Gelbkörperhormons (Gestagen) beeinflusst das Brustkrebsrisiko deutlicher: Das zeigt sich vor allem bei den synthetischen Gestagenen. Bei Progesteron und Dydrogesteron ist ein leichter Effekt auf das Brustkrebsrisiko erst nach längerer Behandlungsdauer erkennbar. Ignorieren kann man diesen aber nicht.

Doch nun zurück zu den Risikofaktoren durch unseren Lebensstil. Nur wenige Frauen wissen, dass der regelmäßige Genuss von Alkohol auch ein erhöhtes Brustkrebsrisiko mit sich bringt. Ein Glas Wein am Tag erhöht das Risiko um 30 Prozent. Deutlich gefährlicher ist Übergewicht. Bei Adipositas steigt das Brustkrebserkrankungsrisiko um bis zu 50 Prozent gegenüber normalgewichtigen Frauen. Auch Bewegungsmangel wirkt sich ähnlich negativ aus. Experten gehen davon aus, dass jede vierte Brustkrebserkrankung durch einen gesünderen Lebensstil vermeidbar wäre.

Brustkrebs ist zwar die häufigste Krebsart bei Frauen. Aber zum Glück ist die Früherkennung hier wirklich lebensrettend. Eine Studie des Robert Koch-Instituts sagt, dass ein im Stadium 1 erkannter Brustkrebs (und das ist etwa die Hälfte der Brustkrebserkrankungen in Deutschland) eine Fünfjahresüberlebensrate von statistischen 101 Prozent hat! Früherkennung ist also das A und O. Dies und die immer besser werdenden Therapiemöglichkeiten haben dazu geführt, dass trotz zunehmender Erkrankungen die Sterblichkeit an Brustkrebs zurückgeht. Deshalb sollte jede Frau ihre Brust regelmäßig abtasten und alle zwei Jahre zur Mammografie gehen, insbesondere die Frauen, die Hormone nehmen, einfach um den »Stier bei den Hörnern zu packen«. Und ein jährlicher Ultraschall der Brust verbessert die Möglichkeit der Früherkennung zusätzlich.

ERHÖHT EINE HORMONTHERAPIE MEIN THROMBOSE- UND SCHLAGANFALLRISIKO?

Die Angst vor Thrombose und Schlaganfall kennen viele von uns im Zusammenhang mit der Antibabypille. Denn beim Gespräch mit der Frauenärztin und im Beipackzettel werden die Frauen darüber aufgeklärt, dass die in der Pille enthaltenen Hormone (insbesondere das synthetische Östrogen Ethinylestradiol) die Blutgerinnung anstoßen können. Als Thrombose bezeichnet man ein Blutgerinnsel, das ein Blutgefäß beziehungsweise eine Vene verstopft. Mit dem Blutstrom kann das Gerinnsel in die Lunge gespült werden und dort eine Lungenembolie auslösen: ein potenziell tödliches Geschehen. Man spricht dann von eine Thromboembolie.

Frauen sollten deshalb unter der Pilleneinnahme nicht rauchen, da dies das Risiko für Thrombosen und Schlaganfälle verstärken kann. Generell gilt aber, dass dieses Risiko bei jüngeren Frauen eher gering ist und erst mit zunehmendem Alter steigt. Thrombosen werden durch viele Faktoren ausgelöst, unter anderem durch eine erhöhte Aktivität der Blutgerinnung. Ursache dafür ist häufig eine genetische, also ererbte Neigung zu Thrombosen wie zum Beispiel die Faktor-V-Mutation. Übergewicht oder Adipositas, aber auch zunehmendes Alter, Immobilisierung und anderes mehr tragen ebenfalls zum Thromboserisiko bei. Diese Risikofaktoren addieren sich dann nicht, sie multiplizieren sich. Hinweise auf eine genetische Disposition geben venöse Thrombosen oder Lungenembolien in der eigenen Vorgeschichte oder in der Familie. Besondere Vorsicht ist geboten, wenn nahe Verwandte schon in jungen Jahren eine Thrombose oder Lungenembolie hatten.

In den Anfangszeiten der menopausalen Hormontherapie dachte man lange, dass das erhöhte Thromboserisiko nur für die Antibabypille gilt. Seit Ende der 1990er-Jahre wissen wir, dass dies auch eine orale (also geschluckte) Gabe von Präparaten aus Stutenurin sowie aus bioidentischem Östradiol betrifft. Deshalb sollte vor einer Hormontherapie in den Wechseljahren Hinweisen auf ein individuell erhöhtes Thromboembolie-Risiko nachgegangen werden.

Bei erhöhtem Thromboserisiko kommt eine orale Östrogeneinnahme nicht infrage. Denn wenn Östrogen geschluckt wird, wird die Leber mit Hormonen überflutet und bildet hierdurch vermehrt Stoffe, die die Blutgerinnung anschieben können. Frauen mit einem von Haus aus erhöhten Thromboserisiko wird deshalb eine transdermale Östrogengabe über Gel, Pflaster oder Spray empfohlen. Denn diese Anwendungsweise erhöht in den gängigen Dosierungen das Thromboserisiko definitiv nicht.

Und was ist mit dem Risiko für einen Schlaganfall? Bei einem Schlaganfall kann ein Gefäß im Gehirn durch ein Gerinnsel (Thrombus) verstopft werden. Die dahinterliegenden Hirnareale werden dann nicht mehr durchblutet. Typischerweise löst dies beispielsweise Lähmungen oder andere Ausfallserscheinungen wie Sprachstörungen aus und kann lebenslange schwerste Behinderungen nach sich ziehen oder auch den Tod. In anderen Fällen kommt es zur Ruptur eines Gefäßes: Blut strömt dann ungehindert ins Hirngewebe und bewirkt vergleichbare Schäden wie die eben beschriebene Gefäßverstopfung.

Das Risiko für einen Schlaganfall ist grundsätzlich bei unter 60-jährigen Frauen niedrig. Und genauso wie bei den Thrombosen kann auch das Schlaganfallrisiko, das durch geschluckte Hormone erhöht wird, vermieden werden – und zwar indem man sich bei der Hormontherapie für eine transdermale Anwendung des Östrogens in Form von Pflaster, Gel oder Spray entscheidet. Zumindest bei Verwendung normaler Dosierungen kann auf diese Weise ein erhöhtes Risiko für Thrombosen oder Schlaganfall bei einer Hormontherapie vermieden werden. Entscheidend ist es aber in jedem Fall, die kritischen Faktoren wie Bluthochdruck, Diabetes und hohes Cholesterin im Auge zu behalten und gut einzustellen. Und bitte hören Sie mit dem Rauchen auf!

WIE WIRKEN PILLE, SPIRALE & CO AUF DIE WECHSELJAHRE?

Manche Frauen mit Ende 40 merken noch gar nichts von den Wechseljahren. Das kann daran liegen, dass sie mit hormonellen Kontrazeptiva, also Hormonpräparaten, verhüten. Antibabypillen sind tatsächlich eine gute Möglichkeit, ohne größere Probleme durch die Phase der Hormonschwankungen in der Perimenopause zu kommen. Die Wechseljahre lassen sich durch die Pille zwar nicht aufhalten, aber die Pille »maskiert« sie. Das heißt, die Hormonschwankungen und damit auch viele hierdurch ausgelöste Symptome werden unterdrückt. Wie das genau funktioniert, wollen wir uns gleich genauer anschauen.

Für Frauen, die mit der Hormonspirale gut zurechtkommen, kann diese ein idealer Wegbegleiter durch die Perimenopause sein. In der Hormonspirale befindet sich ein synthetisches Gestagen (Levonorgestrel), das die Gebärmutterschleimhaut quasi »trockenlegt« und einen Aufbau durch Östrogen verhindert. Meist bluten die Frauen unter der Hormonspirale nicht mehr, das heißt, es kommt nicht zu den sturzbachartigen Blutungen, die für die Perimenopause so typisch sind. Hier gibt es somit eine gute Blutungskontrolle. Sollten dann Symptome eines Östrogenmangels auftreten wie vaginale Trockenheit, Hitzewallungen, Stimmungsschwankungen oder Schlafstörungen, kann zusätzlich ein Östrogen (transdermal) verabreicht werden – angepasst an die Symptome. Den Schutz der Gebärmutterschleimhaut übernimmt zuverlässig die Hormonspirale. Wichtig dabei: Während man die Spirale für die Verhütung acht Jahre liegen lassen kann, ist ein sicherer Schutz der Gebärmutterschleimhaut unter Zugabe von Östrogen nur fünf Jahre gegeben. Es spricht übrigens nichts dagegen, sich auch mit 50 noch mal eine neue Spirale legen zu lassen.

Was aber passiert unter der Spirale mit den Hormonschwankungen? Dieses Auf und Ab kann die Spirale leider nicht eindämmen. Denn das Gestagen wirkt vor allem auf die Gebärmutterschleimhaut und nur in ganz geringem Maß systemisch, sprich auf den ganzen Körper. Leiden die Frauen in der Perimenopause vor allem unter den hormonellen Schwankungen, kann zusätzlich zur Spirale durchaus vorübergehend eine Gestagen-Monopille dazu gegeben werden. Diese bremst die Steuerungshormone im Gehirn und damit auch die Schwankungen der Eierstocksfunktion. So lässt sich die schwierige Phase der Perimenopause ganz passabel überbrücken.

Anders als die Hormonspirale funktioniert die klassische Kombinationspille. Diese Pille enthält ein synthetisches Gestagen in Kombination mit einem meist synthetischen Östrogen (Ethinylestradiol). Durch das Gestagen wird der eigene Zyklus komplett gestoppt, die Zugabe des Östrogens unterstützt diesen Prozess und dient außerdem zur Blutungskontrolle. Das heißt, in den Eierstöcken findet keine Eibläschenreifung mehr statt. Es kann deshalb auch nicht zu dem typischen hormonellen Chaos in der Perimenopause kommen. Wenn die Frauen die klassische Pille gut vertragen, können sie sich so über die Schwankungen der Perimenopause mit all ihren Symptomen hinweghelfen. Doch nicht bei allen Frauen wirkt das Ethinylestradiol auch gegen die Hitzewallungen. Die Ursache hierfür ist unklar.

Es gibt allerdings einen größeren Haken bei der klassischen Kombipille: Das Risiko für Thrombose, Schlaganfall und Herzinfarkt steigt mit fortschreitendem Alter. Deshalb sollten diese Pillen mit spätestens Anfang 50 abgesetzt werden – bei Risiken für Gefäßerkrankungen auch schon deutlich früher. Mittlerweile gibt es auch Kombinationspillen mit geringer dosiertem Ethinylestradiol oder auch mit bioidentischem 17-Beta-Östradiol und dem ebenfalls bioidentischen Estetrol (das nur in der Schwangerschaft vorkommt und in der fetalen Leber gebildet wird). Mit zunehmendem Alter sollten Frauen auf diese neuen Präparate umsteigen, gern schon einige Jahre vor Erreichen der 50.

Für den Vaginalring und auch für das Verhütungspflaster gelten die gleichen Risiken wie für die klassische Kombipille, da beide Ethinylestradiol und ein synthetisches Gestagen enthalten und nach dem gleichen Prinzip funktionieren. Wie bei der transdermalen Gabe von bioidentischem Östrogen umgeht man zwar mit Ring und Pflaster ebenfalls die Leberpassage, aber das Ethinylestradiol baut sich sehr viel langsamer ab als das 17-Beta-Östradiol und hat deswegen die gleichen gerinnungsfördernden Effekte in der Leber wie oral gegebenes Ethinylestradiol.

Bei Frauen mit Risiken für die Kombinationspille setzen Ärztinnen und Ärzte Gestagen-Monopillen zur Verhütung ein, die nach aktuellem Wissensstand kein Thromboserisiko mit sich bringen, aber den Schönheitsfehler haben, häufiger zu Blutungsstörungen zu führen. Grundsätzlich bremsen auch diese Präparate die hormonellen Schwankungen der Perimenopause, allerdings machen sich mit fortschreitender Erschöpfung des Eierstocks Symptome des Östrogenmangels bemerkbar. Das ist völlig normal und hängt damit zusammen, dass die Eierstöcke langsam schwächeln und dies durch die Wirkung der Gestagen-Monopille, durch die der eigene Zyklus gebremst wird, noch verstärkt wird. In solchen Fällen können die Frauen problemlos Östrogen transdermal dazunehmen, um gegen ihre Wechseljahressymptome vorzugehen. Sollten die Eierstöcke dann doch noch mal eine aktivere Phase haben, lässt sich das Östrogen auch entsprechend anpassen. So kann bei Brustspannen, einem typischen Anzeichen für zu viel Östrogen, für eine Weile das transdermale Östrogen reduziert oder weggelassen werden. Auf diese Weise gleiten die Frauen gewissermaßen sanft in die postmenopausale Phase hinüber.

Auch die Dreimonatsspritze als hormonelles Verhütungsmittel funktioniert nach dem Prinzip der Gestagenpille. Allerdings wird hier zum einen die Östrogenproduktion der Eierstöcke in aller Regel komplett unterdrückt und zum anderen führt die Spritze zu einem erhöhten Thromboserisiko. Fazit: Für Frauen in der Perimenopause ist sie insgesamt nicht sonderlich gut geeignet, zumal sie häufig eine übermäßige Gewichtszunahme begünstigt.

WARUM HELFEN MIR DIE HORMONE NICHT?

Die richtige Hormontherapie für sich zu finden, ist manchmal gar nicht so einfach. Viele Frauen, die eine lange Leidensgeschichte hinter sich haben, hoffen, dass eine Hormontherapie nun schnell Linderung bringt. Schließlich wird das in manchen Publikationen genau so suggeriert. Schlafstörungen, Herzstolpern, Stimmungsschwankungen und Hitzewallungen – all das sei schnell Schnee von gestern. Doch gerade in der Perimenopause, der Phase der extremen Hormonschwankungen, funktioniert das bei vielen Frauen nicht so einfach. Reibungsloser gelingt dieser Effekt in der Postmenopause, wenn die Eierstöcke die Arbeit eingestellt haben.

Wenn nun die (bioidentische) Hormontherapie nicht hilft, liegen zwei Ursachen nahe: Erstens kann es sein, dass die Dosierung noch nicht gut angepasst ist beziehungsweise das Östradiol nicht ausreicht. Zweitens könnte es sein, dass die Eierstöcke doch noch zu aktiv sind und Östrogen produzieren, wodurch es zu Hormonschwankungen kommt.

Was also tun? Zunächst sollte zusammen mit Ihrer Frauenärztin oder Ihrem Frauenarzt ermittelt werden, in welcher Phase der Wechseljahre Sie sich befinden. Wie unregelmäßig ist der Zyklus bereits? Sind die Blutungen deutlich stärker als früher? Treten die Symptome zyklisch auf? Schlafstörungen, Stimmungsschwankungen, Herzstolpern, Schwindel, Migräne sind eher Anzeichen für Hormonschwankungen. Hitzewallungen, Schweißausbrüche und Gelenkbeschwerden deuten eher auf einen Östrogenmangel hin.

Kommt die Ärztin oder der Arzt zu dem Schluss, dass die Eierstöcke noch sehr aktiv sind und man eher versuchen sollte, die Hormonschwankungen zu bremsen, wird man einen Umstieg auf eine Gestagen-Monopille empfehlen. Ob man zusätzlich transdermal Östradiol verabreicht, ergibt sich häufig erst im weiteren Verlauf der Behandlung. Insofern ist auch etwas Geduld von Nöten. Unser Körper braucht immer eine gewisse Zeit, um sich an die Hormongabe anzupassen. Bis die Gestagen-Monopille ihre Wirkung erreicht, dauert es im Schnitt bis zu zwei Monate, manchmal aber auch etwas länger. Nicht alle Frauen kommen mit der Gestagen-Monopille gut zurecht. Hier kann es helfen, den Wirkstoff in der Dosis zu erhöhen oder zu wechseln.

Kommt die Ärztin oder der Arzt hingegen zu dem Schluss, dass eher der Östrogenmangel das Problem ist, würde man die Dosierung des Östrogens steigern. Manchmal hilft es auch, von dem Östrogengel auf das -spray umzusteigen oder umgekehrt, alternativ ist auch der Wechsel auf ein Pflaster möglich. Jede Frau reagiert anders auf die einzelnen Applikationsformen. Wichtig ist: Die Mengenangaben auf der Packung sind bei den verschiedenen Anwendungsarten sehr unterschiedlich und können nicht miteinander verglichen werden. Nicht zuletzt deshalb ist es nötig, dass die Frauenärztin oder der Frauenarzt die Patientin gut begleitet und berät. Bei schwierigen Fällen lohnt es sich, einen Termin in der Hormonsprechstunde einer Uniklinik zu machen oder bei einer gynäkologischen Endokrinologin vorstellig zu werden.

WIE LANGE KANN ICH HORMONE NEHMEN?

Das ist eine Frage, die viele Frauen beschäftigt. Und tatsächlich gibt es auch darauf keine allgemeingültige Antwort. Immer wieder hört und liest man von einer maximalen Einnahmedauer von fünf Jahren. Doch das ist eine willkürliche Festlegung, die aus der WHI-Studie von 2002 resultiert: Die Forscher hatten damals nach fünf Jahren Hormoneinnahme bei den Frauen mit einer kombinierten Therapie aus Stutenöstrogen und einem synthetischen Gestagen erstmals ein statistisch messbar erhöhtes Brustkrebsrisiko festgestellt. Wir haben ganz zu Beginn dieses Kapitels darüber und auch über die nachweislichen Mängel der Studie geschrieben.

Die behördlichen Vorgaben zur Hormontherapie sind sehr vorsichtig, wenn es um die Einnahmedauer der Hormone geht. Dort heißt es, dass man den Frauen so kurz wie möglich und so wenig wie nötig Hormone verschreiben soll. Doch die Erfahrungen aus dem Praxisalltag zeigen, dass dies nicht immer praktikabel ist. Denn oft treten nach dem Absetzen der Hormone viele Symptome wieder auf. Viele Frauen sagen, sie hätten sich unter der Hormontherapie deutlich besser gefühlt. Deshalb ist die Frage nach dem »wie lange« keine Frage, die man mit einer Zahl beziffern kann. Sie hängt vielmehr vom individuellen Wohlbefinden ab. Manche Frauen benötigen die hormonelle Unterstützung nur für den Übergang. Andere klagen noch viele Jahre nach der Menopause über Hitzewallungen und weitere typische Wechseljahressymptome, wenn sie einen Versuch machen, die Hormone abzusetzen. Die Beschwerden verschwinden dagegen, wenn sie die Hormone wieder nehmen.

Also geht es um Risikominimierung bei Einnahme. Dafür ist es entscheidend, dass Frauen ab dem 60. Lebensjahr das Östrogen nur noch transdermal verwenden sollen, da das Thrombose- und das Schlaganfallrisiko etwa ab diesem Alter exponentiell steigen. Erfahrungsgemäß reicht mit zunehmendem Alter oft auch eine niedrigere Östrogendosis zum Erlangen von Beschwerdefreiheit aus. Wenn die Postmenopause eindeutig erreicht ist, wählt man als Gestagen meistens das bioidentische Progesteron oder Dydrogesteron, da das Brustkrebsrisiko auch bei längerer Gabe dieser Gestagene nur geringfügig erhöht ist. In jedem Fall muss bei Hormonanwendung die Brust regelmäßig kontrolliert werden. Auch wenn das Brustkrebsrisiko unter der Hormontherapie nur geringfügig erhöht ist, können die Hormone eine bereits entstandene Zellmutation »düngen« und florieren lassen. Deshalb empfehlen Frauenärztinnen und -ärzte, alle zwei Jahre die Möglichkeit eines Mammografie-Screenings wahrzunehmen. Zusätzlich kann einmal im Jahr ein Brustultraschall erfolgen. Für die Früherkennung ist dies sicherlich sinnvoll, die Kasse übernimmt diese Leistung aber nur im Einzelfall.

Immer wieder wird angesichts der positiven Aspekte einer Hormontherapie eine lebenslange Hormonbehandlung diskutiert und von nicht wenigen Expertinnen und Experten auch befürwortet. Doch die Fachgesellschaften in Deutschland sind diesbezüglich nach wie vor zurückhaltend. Ihre Empfehlungen orientieren sich an aussagekräftigen Studien – und eine Langzeitstudie zum Einsatz von bioidentischen Hormonen, die mit einer Placebogruppe kontrolliert wurde, gibt es bislang nicht.

Was dagegen vorliegt, sind meist Beobachtungsstudien, bei denen die Gesundheitsdaten von Frauen mit und ohne Hormontherapie im Nachhinein ausgewertet wurden, wie zum Beispiel eine US-Studie an zehn Millionen Frauen, bei der sich für Frauen mit Hormontherapie im Alter von über 65 Jahren ein Überlebensvorteil abzuzeichnen schien. Der Schwachpunkt solcher Untersuchungen ist häufig, dass ungenaue Daten zur Dauer, Art und Anwendungsform von Hormonen eine gründliche Auswertung erschweren und die Aussagekraft erheblich einschränken können. Trotzdem sind diese Beobachtungsstudien von Wert, liefern sie doch immer mehr Erkenntnisse darüber, was eine Hormontherapie dazu beitragen kann, dass wir Frauen gesünder altern. Ein Thema, bei dem sich in den kommenden Jahren mit Sicherheit viel tun wird.

WANN IST ES ZU SPÄT FÜR HORMONE?

Viele Hormonexpertinnen und -experten sprechen vom »Window of Opportunity«, also vom »Zeitfenster der günstigen Gelegenheit«, um mit einer Hormontherapie zum einen die Symptome zu behandeln und zum anderen einen guten Schutz für das Herz-Kreislauf-System und die Gefäße aufzubauen – gewissermaßen zwei Fliegen mit einer Klappe zu schlagen.

Am größten ist dieser Schutzeffekt für das Herz-Kreislauf-System, wenn man bereits vor oder direkt nach der Menopause mit der Hormontherapie beginnt. Ob dieser vielfältige Schutz auch dann eintritt, wenn wir drei, fünf oder acht Jahre nach der letzten Blutung mit der Hormongabe anfangen, weiß man nicht genau. Zumindest bei den Gefäßen sind Zweifel angemeldet. Denn dort bilden sich irgendwann die Östrogenrezeptoren zurück, sodass die Gefäße nicht mehr auf das Östrogen antworten, wenn dieses für längere Zeit gefehlt hat. Anders verhält es sich bei den Östrogenrezeptoren in den Knochen und für die Wirkung des Östrogens auf unseren Zucker- und Fettstoffwechsel. Ein Schutzeffekt für Knochen und gegen Diabetes wird auch dann erzielt, wenn man erst später mit der Hormontherapie beginnt.

Mediziner werden allerdings vorsichtig, wenn Frauen mehr als zehn Jahre nach der Menopause mit einer Hormontherapie anfangen möchten. Sie befürchten, dass mit der Hormongabe ein Herzinfarkt oder ein Schlaganfall ausgelöst werden könnte, weil sich – abgesehen von den Gefäßveränderungen innerhalb der zehn Jahre – möglicherweise auch Plaques in der Halsschlagader oder den Herzkranzgefäßen gebildet haben könnten. Tests mit Mäusen haben gezeigt, dass instabile Plaques dann platzen können. Eine gute Studie zu diesen Risikofaktoren beim Menschen liegt allerdings nicht vor.

Was aber, wenn Frauen stark unter Wechseljahresbeschwerden leiden, aber eben erst zehn Jahren nach der Menopause überhaupt von der Möglichkeit einer Hormontherapie erfahren? Eine allgemeingültige Antwort darauf gibt es nicht. Es ist immer eine Einzelfallentscheidung, die nun getroffen werden muss. Die Ärztinnen und Ärzte werden dazu zunächst alle typischen Risikofaktoren für Herz-Kreislauf-Ereignisse abklären. Ist die Patientin schlank, treibt sie regelmäßig Sport und ernährt sich gesund? Oder ist sie übergewichtig und hat bereits Bluthochdruck? Bluthochdruck und LDL-Cholesterinwerte müssen in jedem Fall gut eingestellt werden. Zur Sicherheit sollte auch kontrolliert werden, ob sich bereits Plaques in der Halsschlagader abgelagert haben. Am Ende müssen der Leidensdruck und die persönlichen Risiken gegeneinander abgewogen werden, um zu einer Entscheidung zu kommen, die die behandelnde Ärztin oder der Arzt und die Patientin gemeinsam tragen. Fest steht: In Risikosituationen würde man immer transdermales Östrogen in möglichst geringer Dosierung geben.

Eines sollten wir im Hinterkopf haben: Wenn zwischen Menopause und dem Beginn von Symptomen, die denen der Wechseljahre ähneln, ein größerer zeitlicher Abstand von ein paar Jahren liegt, müssen unbedingt auch andere körperliche Ursachen für die Beschwerden abgeklärt werden.

SOLL ICH HORMONE NEHMEN, UM GESUND ALT ZU WERDEN?

Diese Frage wird sehr oft gestellt. Und trotzdem wird unsere Antwort wahrscheinlich viele Leserinnen nicht zufriedenstellen. Grundsätzlich gilt, dass eine Hormontherapie in erster Linie dazu da ist, aktuelle Beschwerden zu beheben und dadurch die Lebensqualität zu verbessern. Doch es gibt auch positive Mitnahmeeffekte einer solchen Behandlung, sodass die Hoffnung groß ist, sich mit der Einnahme von Hormonen gleich auch mit Blick in die Zukunft etwas Gutes zu tun. Wer fände auch die Idee, ich nehme meine Hormone und bleibe langfristig vital und gesund, nicht verlockend? Doch für eine klare Antwort, ob man mit Hormonen gesund alt wird, müssen wir, auch auf die Gefahr hin, uns zu wiederholen, noch mal zusammenfassen:

Die WHI-Studie hat als Goldstandardstudie einen Schutz vor Osteoporose und Knochenbrüchen eindeutig belegt. Ebenso zeichneten sich in Übereinstimmung mit vielen Beobachtungsstudien ein erniedrigtes Diabetesrisiko sowie ein erniedrigtes Darmkrebsrisiko ab. Schwieriger wird es mit dem Schutz vor Herz-Kreislauf-Erkrankungen – die WHI-Studie zeigte anders als erhofft und im deutlichen Gegensatz zu vielen Beobachtungsstudien kein klar erniedrigtes Risiko für Herzinfarkte. Und gleichzeitig war sowohl im Studienarm, dem nur Östrogen (Mono-Arm) gegeben wurde, als auch im Studienarm, dem eine Kombinatonstherapie aus Östrogen und Gestagen (Kombi-Arm) verabreicht wurde, das Thrombose- und Schlaganfallrisiko erhöht. Im Kombi-Arm war darüber hinaus das Brustkrebsrisiko nachweisbar gestiegen, im Mono-Arm allerdings erniedrigt.

Bei der Interpretation der Daten muss man bedenken: Die Frauen der Studie wurden mit relativ hoch dosiertem oralem Östrogen behandelt (dass dies aus Stutenurin gewonnenes Östrogen war, spielt vermutlich nur eine untergeordnete Rolle) und bei Frauen mit noch vorhandener Gebärmutter wurde dies mit einem Gestagen kombiniert (MPA), von dem wir heute wissen, dass es sowohl auf die Blutgerinnung als auch auf die Brustkrebsentstehung negative Auswirkungen hat. Und man hat vergleichsweise alte Frauen in die Studie aufgenommen, deren Menopause in vielen Fällen schon viele Jahre zurücklag. Das heißt, dass sich diese Frauen schon längere Zeit im Östrogenmangel befunden hatten.

Interessanterweise war die Gesamtmortalität bei den jüngeren Frauen in der WHI-Studie (zwischen 50 und 59 Jahren), die Hormone erhalten haben, geringer als bei Frauen, die ein Placebo erhielten (5 beziehungsweise 5,5 Todesfälle weniger auf 1000 Frauen im Verlauf von 5 Jahren gerechnet). Die Teilnehmerinnen der WHI-Studie, die akribisch und sorgfältig durchgeführt wurde, hat man noch viele Jahre nach Abbruch der beiden Studienarme weiter beobachtet: Im 18-Jahres-Follow-up zeigte sich, dass Frauen, die Hormone genommen hatten, keine negativen Auswirkungen auf das Gesamtüberleben hatten. Bei Analysen von Untergruppen wurde sogar deutlich, dass Frauen, die nur Östrogene allein genommen hatten, langfristig eine signifikant reduzierte Sterblichkeit an Brustkrebs und Alzheimer-Demenz hatten. Gleichzeitig konnte man allerdings auch sehen, dass die Häufigkeit von Brustkrebs im 20-Jahres-Follow-up bei den Frauen, die eine kombinierte Therapie aus Östrogen und Gestagen erhalten hatten, immer noch erhöht war.

Wenn man berücksichtigt, dass sich das erhöhte Thrombose- und Schlaganfallrisiko vermutlich durch eine Östrogengabe über die Haut vermeiden lässt, erhalten die Daten eine andere Gewichtung. Und wenn man bedenkt, dass bei der modernen Hormontherapie in aller Regel, insbesondere bei der Langzeitgabe, nicht die »alten« synthetischen Gestagene, sondern das mikronisierte, bioidentische Progesteron oder das diesem nahestehende Dydrogesteron verwendet werden, wird sich dies auch definitiv auf die Brustkrebshäufigkeit auswirken. Allerdings: Hierzu haben wir nur sehr spärliche Daten.

Grundsätzlich legt eine kritische Betrachtung der Daten der WHI-Studie nahe, dass eine Therapie mit transdermalem Östrogen in Kombination mit Progesteron oder Dydrogesteron vermutlich einen erheblich günstigeren Ausgang hätte, als es die WHI-Studie ergeben hat, und eine sachliche Nutzen-Risiko-Abwägung eher zugunsten der Hormontherapie ausfallen würde. Eine Vielzahl von Beobachtungsstudien deutet durchaus in diese Richtung. Dennoch: Mit absoluter Sicherheit können wir dies nicht konstatieren. Was man daher bräuchte, um die langfristigen Effekte einer modernen Hormontherapie (idealerweise mit transdermalem Östrogen und der zyklischen Gabe von Progesteron oder Dydrogesteron) beurteilen zu können, wäre also eine placebokontrollierte, randomisierte Langzeitstudie an

Frauen, die frisch menopausal sind und die man über mindestens zehn Jahre beobachten müsste. Eine solch aufwendige Studie wird es aus vielerlei Gründen aber wahrscheinlich nicht geben.

Und letztlich kommt es tatsächlich auf die Ausgangsposition einer Frau an. Genetik, Lebensstil, individuelle Risikofaktoren – all das spielt hierbei eine große Rolle. Eine normgewichtige Frau, die einen rundum gesunden Lebensstil hat und in deren Familie es weder Osteoporose noch Diabetes, noch Herzinfarkte gibt, wird möglicherweise kaum von einer Hormontherapie profitieren – dagegen muss man das (wenn auch nur leicht) erhöhte Brustkrebsrisiko bei Langzeitanwendung abwägen. Eine Frau hingegen, die alle Risiken für Osteoporose, Diabetes und Herz-Kreislauf-Erkrankungen mitbringt, wird möglicherweise tatsächlich langfristig davon profitieren, wenn sie Hormone nimmt. Aber auch eine gesunde Lebensführung kann bereits sehr viel für die Langzeitgesundheit von Frauen bewirken. Daher das vielleicht ernüchternde Fazit: Eine eindeutige Antwort auf die Frage, ob man mit Hormonen »gesünder« altert oder grundsätzlich älter wird, gibt es nicht.

Letztlich muss jede Frau für sich selbst entscheiden, welche Risiken sie bereit ist einzugehen und welchen Nutzen sie sich im Einzelnen verspricht. In allererster Linie geht es bei der Hormontherapie wie gesagt um die gegenwärtige Lebensqualität und in zweiter Linie muss im Einzelfall entschieden werden, welcher Schutzeffekt für welche Frau von Bedeutung ist.

WIE SETZE ICH MEINE PILLE AB?

Solange Frauen noch hormonell verhüten, kann man meist nicht genau sagen, in welcher Phase der Wechseljahre sie sich befinden. Sind sie noch mitten in der Perimenopause? Oder haben sie die Postmenopause schon erreicht? Ein Bluttest bringt gerade unter der Einnahme einer Pille, eines Verhütungsrings oder eines Verhütungspflasters keinen eindeutigen Aufschluss. Frauen, die mit einer klassischen Kombipille aus dem synthetischen Östrogen Ethinylestradiol und einem synthetischen Gestagen einer Schwangerschaft vorbeugen, merken oft nicht viel von der Perimenopause. Denn durch die Pille wird der eigene Zyklus ausgesetzt und die Steuerungshormone FSH und LH werden gebremst. Die Frauen bluten dann auch noch mit Ende 40 regelmäßig – aber das darf nicht als Zeichen für einen funktionierenden Zyklus interpretiert werden, die Blutung wird vielmehr durch die Pillenhormone und die Pillenpause ausgelöst.

Spätestens mit Anfang 50 wird die Frauenärztin oder der Frauenarzt vorschlagen, die Kombipille abzusetzen. Das Problem ist das Ethinylestradiol und das damit verbundene Risiko für eine Thrombose, einen Schlaganfall und einen Herzinfarkt. Da all diese Risiken grundsätzlich mit zunehmendem Alter steigen, will man den zusätzlichen Risikofaktor Antibabypille aus dem Rennen nehmen. Das gilt unbedingt in gleicher Weise für den Vaginalring und das Verhütungspflaster (beide enthalten auch Ethinylestradiol).

Wie geht man vor? Es spricht nichts dagegen, die Pille nach der nächsten Blutung einfach nicht mehr weiter einzunehmen und abzuwarten, was passiert. Ob die Blutungen wieder einsetzen oder ausbleiben. Man hätte dann aber auf einen Schlag keine Verhütung mehr und könnte selbst dann, wenn die Blutung zunächst nicht mehr kommt, nie vor einer Schwangerschaft sicher sein. Da jede zweite Frau mit Anfang 50 noch mitten in der Perimenopause steckt, tut Verhütung folglich noch Not. Zugegeben, jenseits von 50 Jahren ist der Eintritt einer Schwangerschaft eher selten, aber komplett ausgeschlossen ist er nie. Viele Frauen entscheiden sich bereits lange vor dem 50. Lebensjahr für einen Umstieg auf eine Pille mit 17-Beta-Östradiol, also dem bioidentischen Östrogen, und einem Gestagen. Damit ist ein verhütender Effekt und zugleich ein Östrogen gewährleistet, das das Risiko für Thrombose, Herzinfarkt und Schlaganfall weniger erhöht als die klassischen Kombipillen.

Eine sehr elegante Lösung ist die Umstellung von einer Kombipille auf die Gestagen-Monopille. Diese hat, wie wir schon mehrfach ausgeführt haben, keine oder allenfalls geringe Risiken für »Gefäß-Ereignisse«. Bei dieser Strategie lässt sich – wie mit der Kombipille – die hormonelle Achterbahnfahrt der Perimenopause abschwächen, allerdings wird man – anders als bei der Kombipille – die nachlassende Östrogenproduktion sehr wohl bemerken. Daher kann man bei zunehmenden Symptomen eines Östrogenmangels ein natürliches (bioidentisches) Östrogen dazugeben, idealerweise transdermal, um nicht erneut Risiken für Thrombosen und Schlaganfälle heraufzubeschwören.

Auch wenn man unter Verwendung der Gestagen-Monopille das Nahen der Menopause besser erkennt als unter Kombipillen, gibt es auch dann keine zweifelsfreie Methode, um den Zeitpunkt zu bestimmen, ab dem man keine Verhütung mehr braucht und im Falle von Wechseljahresbeschwerden auf eine Hormontherapie mit bioidentischem Progesteron oder Dydrogesteron umsatteln kann.

Auf keinen Fall sollten Frauen nach einer kurzen Pause wieder mit der klassischen Kombipille anfangen. Denn gerade zu Beginn der erneuten Einnahme von Ethinylestradiol ist das Thromboserisiko ganz besonders hoch.

Wussten Sie schon?

Ein deutliches Zeichen für die Peri- oder Postmenopause ist ein dauerhaft erhöhter FSH-Wert von über 25 IE/l. Je höher der FSH-Spiegel (> 100 IE/l) langfristig bei niedrigem Östrogenwert ist, desto wahrscheinlicher ist es, dass die Postmenopause erreicht ist.

Doch leider ist ein Bluttest, um den FSH-Wert zu messen, unter Pilleneinnahme nicht aussagekräftig. Denn das Steuerungshormon FSH wird durch das Gestagen in der Pille gebremst. Auch die Messung des Anti-Müller-Hormons (AMH ist der Marker für den Eizellvorrat) hilft bei der Vorhersage, wann tatsächlich der Eizellvorrat komplett erschöpft ist, nicht.

Sehr geschmeidig lässt sich der Übergang auch gestalten, wenn mit einer Hormonspirale verhütet wird. Denn hier bemerken die Frauen an bestimmten Symptomen, wenn die Eierstöcke so langsam die Arbeit aufgeben: Gegen Hitzewallungen, Schlafstörungen, Trockenheit und Stimmungsschwankungen kann man dann transdermal Östrogen verabreichen.

Im Gegensatz zu den Pillen mit Gestagen hat die Hormonspirale keinen Einfluss auf die Steuerungshormone LH und FSH. Das heißt, in diesem Fall könnte man durchaus auch mal einen Bluttest machen, um zu sehen, wie nah die Menopause ist. Doch aufgepasst: Der Bluttest ist wie immer in der Perimenopause nicht zuverlässig und erlaubt schon gar keine Aussage darüber, wie lange noch verhütet werden muss. Der fehlende Einfluss der Hormonspirale auf die Steuerungshormone bedeutet aber auch, dass die Symptome von Frauen, die besonders unter den Hormonschwankungen in der Perimenopause leiden, oft nicht angemessen behoben werden können. Dann hilft es nichts: Es heißt, wieder auf die Gestagen-Monopille zurückzugreifen – und je nach Symptomlage ein Östrogen dazuzugeben.

WIE BEENDE ICH DIE HORMONTHERAPIE RICHTIG?

Nach ein paar Jahren Hormontherapie wird die Frauenärztin oder der Frauenarzt wahrscheinlich vorschlagen, einen ersten Absetzversuch zu machen, um herauszufinden, ob sich bei Ihnen noch Wechseljahressymptome zeigen und die Hormontherapie weiterhin notwendig ist. Und viele Frauen wollen auch ihrerseits gerne die Zeit der Hormoneinnahme begrenzen. Dieser Absetzversuch sollte nicht abrupt vorgenommen werden. Besser ist es, die Dosis der Hormone langsam zu reduzieren und auszuschleichen. Für das Ausschleichen gibt es keinen festgelegten Zeitraum, aber langjährige Erfahrungswerte raten zu mehreren Monaten bis zu einem halben Jahr. Wie viel Zeit man sich fürs Absetzen lässt, hängt natürlich von der Höhe der Dosierung ab, aber auch bei einer geringen Dosierung sollte nichts übereilt werden. Gerade das Östrogengel lässt sich sehr gut portionieren, beim Progesteron gestaltet sich das Ausschleichen etwas schwieriger, da es hier nur eine Mindestdosierung von 100 mg gibt, die möglichst nicht unterschritten werden sollte.

Sind die Hormone abgesetzt, könnte es sein, dass erneut Symptome wie Hitzewallungen oder Gelenkschmerzen auftreten oder durch das Weglassen des Progesterons der Schlaf wieder schlechter wird. Manchmal bemerken die Frauen das sofort nach dem Absetzen oder während der Dosisreduktion, manchmal stellen sich die Symptome auch erst nach einigen Wochen oder Monaten ein. In diesen Fällen steht es offen, die Hormontherapie wieder zu beginnen beziehungsweise die Dosis wieder zu erhöhen. Denn wie gesagt, oberstes Ziel ist die Befindlichkeit: Es soll uns Frauen gut gehen. Und ja, es gibt auch 70- und 80-Jährige, die ihre Hormone regelmäßig nehmen, weil ohne Östrogen die Hitzewallungen wiederkommen und sie sich mit Hormonen einfach deutlich wohler, ausgeglichener und fitter fühlen. Jede Frau hat eben ihre ganz eigene Wechseljahresgeschichte.

WELCHE FRAUEN SOLLTEN KEINE HORMONE NEHMEN?

Es gibt nicht viele Gründe, von einer Hormontherapie grundsätzlich abzuraten, aber vor allem einer gilt: Für Frauen mit einer Brustkrebsdiagnose in der Vorgeschichte sollte eine solche Therapie tabu sein. Hier ist schlicht und ergreifend das Risiko zu groß, durch die Hormongabe mögliche Krebszellen zu füttern, die nach einer Krebstherapie in einer Art Dämmerschlaf zurückgeblieben sind. Viele Brustkrebszellen wachsen beziehungsweise vermehren sich unter der Wirkung von Hormonen, weshalb Frauen mit einer Brustkrebsdiagnose häufig eine sogenannte antihormonelle Therapie verordnet wird, mit dem Ziel, einen östrogenen, das heißt krebsfördernden Effekt möglichst auszuschalten. Die Dauer dieser Therapie ist von der genauen Klassifizierung des Tumors zum Zeitpunkt der Diagnose abhängig und variiert zwischen fünf und zehn Jahren. In Studien konnte belegt werden, dass sie die Rückfallrate für die Brustkrebserkrankung deutlich senkt.

Es gibt bei der antihormonellen Therapie zwei prinzipiell unterschiedliche Ansätze: die Behandlung mit Tamoxifen oder die sogenannten Aromatasehemmer. Durch das Tamoxifen werden die Rezeptoren für Östrogen an den Brustkrebszellen blockiert, das heißt, das Östrogen kann die Zellen nicht zum Wachsen bringen. Durch die Aromatasehemmer wird die Bildung selbst geringster Mengen von Östrogen im ganzen Körper verhindert. Bei Frauen, die noch nicht postmenopausal sind, wird diese Medikation durch Medikamente unterstützt, die die Ausschüttung der Steuerungshormone aus dem Zwischenhirn blockieren und damit auch die Stimulation der Eierstöcke zur Bildung von Östrogen.

Das hört sich jetzt alles sehr kompliziert an – im Grunde muss man nur wissen, dass durch all diese Therapien jedwede Östrogenwirkung unterdrückt werden soll. Was zur Folge hat, dass diese Frauen besonders stark unter Wechseljahressymptomen leiden. Ihre Lebensqualität ist enorm eingeschränkt.

Es gibt nun eine ganze Reihe von Optionen, wie man versuchen kann, die Beschwerden dieser Frauen zu lindern. Hierzu gehören alternative Methoden wie Achtsamkeitstraining, kognitive Verhaltenstherapie, Hypnose, Akupunktur und vieles mehr. Auch pflanzliche Produkte gehören zum Repertoire, allerdings sollte auf Pflanzenöstrogene (wie zum Beispiel Soja, Hopfen, Rotklee, sibirische Rhabarberwurzel etc.) verzichtet werden, da theoretisch denkbar ist, dass auch diese Brustkrebszellen wachsen lassen können.

Wenn der Leidensdruck hoch ist, gibt es außerdem die Möglichkeit, mit Antidepressiva gegen die Hitzewallungen vorzugehen. Insbesondere die sogenannten SSRI (Serotonin-Wiederaufnahmehemmer wie etwa Escitalopram, Fluctin, Sertralin, Paroxetin etc.) und SNRI (Serotonin-Noradrenalin-Wiederaufnahmehemmer wie das Venlafaxin) zeigen in Studien neben dem antidepressiven Effekt eine Wirkung, was Schwitzattacken anbelangt, wenn auch nicht so deutlich wie Östrogene.

In den letzten Jahren wurden neue hormonfreie Medikamente gegen Hitzewallungen entwickelt, deren Wirkung auf der Erkenntnis beruht, dass Hitzewallungen im Gehirn durch den Botenstoff Neurokinin B ausgelöst werden. Durch die Blockade der Neurokinin-B-Rezeptoren im Wärmeregulationszentrum lassen sich Hitzewallungen sehr effektiv bekämpfen (und auch Schlafstörungen günstig beeinflussen). Seit 2024 ist das erste dieser Präparate in Deutschland zugelassen: der NK3-Rezeptorantagonist Fezolinetant. Eine weitere Substanz (Elinzanetant) mit dem gleichen Wirkprinzip steht in den Startlöchern. Zwar waren die Zulassungsstudien nicht speziell auf Frauen mit Brustkrebserkrankungen ausgerichtet, entsprechende Studien laufen aber bereits und vermutlich spricht nichts dagegen, die Präparate auch bei Brustkrebspatientinnen einzusetzen. Grundsätzlich sind diese NK3-Rezeptorantagonisten für alle Frauen in der Postmenopause geeignet, die mit starken Hitzewallungen zu tun haben, aber keine Hormone nehmen dürfen oder wollen.

Wussten Sie schon?

Die NK3-Rezeptorantagonisten stellen eine gute hormonfreie Alternative zur Behandlung von vasomotorischen Symptomen wie Hitzewallungen in den Wechseljahren dar.

In den Zulassungsstudien kam es bei einem kleinen Teil der Frauen (deutlich unter fünf Prozent) zu erhöhten Leberwerten, die nach dem Absetzen des Medikaments rückläufig waren. Seit der Wirkstoff Fezolinetant weltweit auf dem Markt ist, wurden in ganz seltenen Fällen auch sehr deutlich erhöhte Leberwerte beobachtet, die ebenfalls nach dem Absetzen im Allgemeinen wieder zurückgingen. Bei Frauen mit bekannter Lebererkrankung sollte das Präparat daher nicht eingesetzt werden. Die Behörde rät dazu, auch bei lebergesunden Frauen vor Beginn der Therapie und nach ein, zwei und drei Monaten vorsichtshalber die Leberwerte zu kontrollieren. Diese Empfehlung ist eine Vorsichtsmaßnahme und spricht nicht gegen die Verschreibung von Fezolinetant.

Was die hormonelle Therapiemöglichkeit für Brustkrebspatientinnen angeht, gibt es eine einzige Ausnahme. Dabei handelt es sich um die niedrig dosierten Östriolzäpfchen für die Vagina, mit der die vaginale Atrophie behandelt wird. Das Östriol darin hat kaum einen systemischen, den ganzen Körper betreffenden Effekt, es entfaltet seine Wirkung ausschließlich lokal, in diesem Fall vaginal. Deshalb kann es auch von Frauen mit einer Brustkrebsdiagnose verwendet werden. Allerdings sollte nur die niedrigste Zäpfchendosis von 0,03 mg Östriol verschrieben werden.

KOMMT EINE HORMONTHERAPIE INFRAGE, WENN ICH KREBS HABE?

Bei Brustkrebs ist, wie wir eben erläutert haben, von einer Hormontherapie grundsätzlich abzuraten. Wie verhält es sich bei anderen Krebserkrankungen?

Gerade wenn die Eierstöcke vor der Menopause wegen eines Eierstockkrebses (Ovarialkarzinom) entfernt werden mussten, stürzen die Frauen von eben auf jetzt in die Wechseljahre. Leider gibt es kaum Daten dazu, wie sich eine Hormontherapie bei diesen Patientinnen auswirkt. Das liegt auch daran, dass dieses Karzinom bei Weitem nicht so häufig ist wie Brustkrebs: Während eine von acht Frauen in Deutschland an Brustkrebs erkrankt, ist es beim Ovarialkarzinom eine von 74 Frauen. Es gibt zwar Hinweise darauf, dass eine menopausale Hormontherapie das Risiko für die Diagnose eines Eierstockkrebses etwas erhöht, aber ob dies auch für die Entstehung eines Rezidivs nach behandeltem Eierstockkrebs gilt, lässt sich auf Basis der aktuellen Datenlage nicht beantworten. Bei einigen Formen des Eierstockkrebses rät man von einer Hormontherapie ab, bei anderen nicht unbedingt. Es bleibt letztlich eine Einzelfallentscheidung, bei der neben dem Tumorstadium (und damit der Gesamtprognose) und der Biologie des Tumors die Lebensqualität der Frau eine entscheidende Rolle spielt.

Anders verhält es sich mit einer Krebserkrankung im Gebärmutterhals. Fachleute bezeichnen diesen Krebs als Zervixkarzinom. Entscheidend ist hier die Früherkennung, die einen wesentlichen Teil der gynäkologischen Routineuntersuchung durch den Abstrich vom Muttermund darstellt. Größter Risikofaktor für ein Zervixkarzinom sind Humane Papillomaviren (HPV). Gegen HPV gibt es seit einigen Jahren eine Impfung, die man vor dem ersten Geschlechtsverkehr machen lassen sollte. Sie bewirkte bereits, dass die Häufigkeit des Zervixkarzinoms weltweit zurückgegangen ist. In den meisten Fällen wird den Frauen nach der Diagnosestellung die Gebärmutter entfernt, die Eierstöcke der Frauen bleiben in der Regel erhalten. Grundsätzlich spricht nach der Operation überhaupt nichts gegen eine Hormontherapie, wenn diese Frauen Wechseljahresbeschwerden haben. Allerdings gibt es hier einen Sonderfall – und zwar einen Gebärmutterhalskrebs, der eine drüsige Komponente hat. Dann gilt es, mit der Hormongabe vorsichtig zu sein. Ein Grund mehr, im Einzelfall zu entscheiden – und das im gemeinsamen Einvernehmen zwischen Arzt beziehungsweise Ärztin und Patientin.

Bei Frauen, die einen Krebs der Gebärmutterschleimhaut (Endometriumkarzinom) hatten – in aller Regel werden hier die Gebärmutter und beide Eierstöcke entfernt –, ist eine Hormontherapie mit Östrogenen nicht erlaubt, da man durch Östrogene möglicherweise noch im Körper verbliebene Krebszellen anregen und so ein Aufflackern der Erkrankung fördern könnte. Gerade für diese Frauen ist aber ein Versuch mit einer reinen Progesterontherapie denkbar – ein Wachstum der Krebszellen ist damit nicht zu erwarten und zumindest der Schlaf lässt sich damit verbessern. In einer Studie konnte man zudem bei einer Gabe von 300 mg Progesteron einen Effekt auf die Hitzewallungen nachweisen. Ansonsten kommen als Alternative alle oben für Brustkrebspatientinnen beschriebenen Optionen infrage. Nur bei einem sehr frühen Stadium von Gebärmutterschleimhautkrebs kann laut Leitlinien eine Östrogentherapie im Einzelfall erwogen werden (idealerweise in Kombination mit einem Gestagen).

Abschließend noch ein Wort zu einem sogenannten Borderline-Tumor an den Eierstöcken. Bei diesem Ovarialtumor kann man nicht sagen, wie er sich künftig entwickeln wird. Es liegen zwar Zell- und Gewebeauffälligkeiten vor, aber eben noch kein invasives Wachstum. Da sich aus diesem Borderline-Tumor ein Ovarialkarzinom, sprich Krebs, entwickeln kann, wird meist zu einer Entfernung des betroffenen Eierstocks geraten. Ob betroffene Frauen unbedenklich Hormone nehmen können oder nicht, kann leider nicht pauschal beantwortet werden. Auch hier kommt es ganz auf den Zelltyp des Tumors an.

WELCHE FRAUEN SOLLEN HORMONE NEHMEN?

Es gibt Frauen, die schon in jungen Jahren in die Wechseljahre kommen. Von vorzeitigen Wechseljahren ist die Rede, wenn die Menopause vor dem 40. Lebensjahr erreicht wird. Im Fachjargon spricht man dann von »prämaturer Ovarialinsuffizienz« oder kurz POI.

Die Ursachen dafür sind vielfältig – sie reichen von genetischen Störungen über Autoimmun- bis hin zu Viruserkrankungen, um nur einige zu nennen. Eine POI kann auch Folge einer Operation, Chemotherapie oder Bestrahlung sein. Oft findet sich aber kein letztgültiger Grund. Immerhin betrifft die Diagnose einer POI circa drei Prozent der Frauen und hat gravierende Folgen, nicht nur für die Familienplanung, sondern auch für die langfristige Gesundheit der Betroffenen. Denn durch den vorzeitigen Östrogenmangel haben sie ein deutlich erhöhtes Risiko für Herz-Kreislauf-Erkrankungen, Osteoporose, Insulinresistenz und Demenz und vieles mehr. Vorzeitige Wechseljahre müssen deshalb erkannt und behandelt werden. Daran geht kein Weg vorbei. Was diese Frauen brauchen, ist eine Hormontherapie, um den Folgen des vorzeitig einsetzenden Östrogenmangels vorzubeugen. Und anders als bei der Hormontherapie in der Peri- und Postmenopause versucht man dabei, die Hormondosis so anzupassen, dass sie dem natürlichen Östrogenlevel in der fruchtbaren Phase entspricht. Wie man dies erreicht, hängt von der individuellen Situation ab und muss von Fall zu Fall festgelegt werden. Die Behandlung wird dann bis zum 51./52. Lebensjahr, also dem »natürlichen« Menopausealter, fortgeführt.

Frauen, bei denen eine BRCA1- oder BRCA2-Mutation festgestellt wurde, müssen mit einer POI-Diagnose rechnen. Sie haben ein hohes Risiko für die Entwicklung eines Brust- und eines Eierstockkrebses. Ihnen empfiehlt man vorsorglich eine Entfernung von Brustgewebe und der Eierstöcke vor dem 40. Lebensjahr. Um die Folgen eines so frühen plötzlichen Hormonentzugs auszugleichen, sollten sie eine Hormontherapie für sich in Anspruch nehmen (das geht allerdings nur, wenn sie nicht vorher bereits an Brustkrebs erkrankt sind). Da ihnen die Eierstöcke komplett entfernt werden, sollte man bei ihnen auch eine Testosterongabe in Erwägung ziehen, zumal sich der plötzliche Wegfall der Testosteronwirkung auf ihre Sexualität auswirken kann.

Das Gleiche gilt auch für Frauen, denen aus anderen Gründen beide Eierstöcke entfernt werden mussten. Auch sie gehen ohne Übergangsphase direkt in die Postmenopause. Sehr häufig haben sie deutlich schwerere Wechseljahressymptome als Frauen im Normalfall. Ein Argument mehr, die Hormongabe bei diesen Frauen sehr großzügig einzusetzen. Falls die Entfernung der Eierstöcke vor dem 40. Lebensjahr erfolgte, ist die Hormongabe übrigens absolut indiziert, es sei denn, der Grund für die Operation verbietet den Einsatz von Hormonen, zum Beispiel bei bestimmten Formen von Eierstockkrebs.

DARF ICH AUCH MIT ENDOMETRIOSE EINE HORMONTHERAPIE BEGINNEN?

Mindestens zwei Millionen Frauen leiden in Deutschland an Endometriose, das ist jede zehnte Frau. Wahrscheinlich ist die Dunkelziffer noch viel größer, da Endometriose oft nicht entdeckt wird. Als Endometriose bezeichnet man Gewebe, das der Gebärmutterschleimhaut ähnlich ist, aber außerhalb der Gebärmutter wächst. Diese Herde verursachen bei vielen Frauen starke Regelschmerzen, verbunden mit Übelkeit und anderen Symptomen. Sie können auch auf umliegende Organe drücken beziehungsweise sich auf und in den umliegenden Organen ansiedeln (Blase oder Darm). Wie die Gebärmutterschleimhaut unterliegen die Endrometrioseherde einem monatlichen hormonell bedingten Wachstumsprozess. Deshalb versucht man bei Verdacht auf diese Erkrankung einen zu hohen Aufbau der Gebärmutterschleimhaut und möglichst die Blutungen zu verhindern. Mit der klassischen Kombinationspille zur Verhütung, idealerweise ohne Pause eingenommen, gelingt dies in vielen Fällen.

In den Wechseljahren können nun alte Endometrioseherde oder sogar eine bisher verdeckte Endometriose aufflackern und zu starken Schmerzen führen. Denn durch die Hormonschwankungen, vor allem durch die teilweise sehr hohen Östrogenwerte, werden möglicherweise Endometrioseherde stark aktiviert. Therapie der Wahl gerade in der Perimenopause ist dann eine Gestagen-Tablette, die den Wirkstoff Dienogest enthält. Diese Tablette ist speziell für Frauen mit Endometriose entwickelt worden und wird durchgängig genommen. Das Dienogest hat einen stark austrocknenden Effekt auf die Gebärmutterschleimhaut und damit auch auf Endometrioseherde. Grundsätzlich wirkt diese Tablette genauso wie eine Gestagen-Monopille. Sie bremst die Steuerungshormone des Zyklus im Zwischenhirn, sodass deutlich weniger eigenes Östrogen gebildet wird, ist aber im Unterscheid zur Gestagen-Monopille keine offizielle Verhütungspille.

Bekommen Wechseljahresfrauen mit Endometriose unter der Therapie mit Dienogest Symptome des Östrogenmangels, können sie Östrogen transdermal auftragen, allerdings sollte die Dosis so niedrig wie möglich sein – also hoch genug, damit die Beschwerden verschwinden, und so gering wie möglich, damit die Endometriose nicht getriggert wird. Gemeinsam mit der Ärztin oder dem Arzt muss hier ein wenig ausprobiert werden, wie die Patientin auf die Medikation reagiert. Denn vereinzelt kann auch eine geringe Dosierung mit Östradiol Probleme bereiten, wenn das Endometriosegewebe bereits in tiefere Schichten des Beckenraumes eingedrungen ist und an Harnblase und Darmwand beziehungsweise im Bereich zwischen Vagina und Enddarm sitzt. Selbst eine vaginale Östriolgabe kann hier kontraproduktiv sein und die Endometriose stimulieren.

► Darf ich auch mit Endometriose eine Hormontherapie beginnen?

In vielen Fällen ist auch eine Hormonspirale in der Perimenopause hilfreich: Die Blutung bleibt aus und auch in der Umgebung der Gebärmutter werden Endometrioseherde günstig beeinflusst.

Was aber, wenn einer Frau mit Endometriose die Gebärmutter entfernt werden musste und sie nach der Menopause an den klassischen Symptomen für einen Östrogenmangel leidet? Entgegen der Regel, dass Frauen ohne Gebärmutter kein Gestagen zum Östrogen brauchen, gilt das für diese Frauen mit Endometriose nicht. Ihnen fehlt zwar die Gebärmutter, aber nun sind es die im Körper verteilten Endometrioseherde, die auf die Gabe von Östrogen reagieren – egal ob es transdermal oder oral verabreicht wird. Und weil das bioidentische Progesteron dann oft nicht potent genug ist, um die Endometrioseherde »auszutrocknen«, empfiehlt es sich für diese Frauen, sicherheitshalber ein synthetisches Gestagen zu nehmen, wie zum Beispiel Dienogest.

HILFT DIE »NORMALE« HORMONTHERAPIE BEI VAGINALER TROCKENHEIT?

Frauen, die ein Östrogen nehmen – sei es als Tablette oder transdermal – können auch für ihre Vagina und Vulva davon profitieren. Grundsätzlich sollte man jedoch wissen, dass während einer Hormontherapie in der Postmenopause deutlich geringere Östrogenspiegel im Körper erreicht werden als im normalen Zyklus. Und wie viel von der Östrogengabe in unserer Vagina und den Vulvalippen letztlich ankommt, ist unklar und variiert von Fall zu Fall: Trotzdem haben manche Frauen auch mit der niedrig dosierte Hormontherapie einen ausreichenden Effekt auf ihre Vaginalhaut, manche aber eben auch nicht.

Wenn die Vagina trocken ist, ist es völlig in Ordnung, zusätzlich zur systemischen Hormontherapie vaginal Östriol einzusetzen, und zwar in Form von Zäpfchen oder Creme. Durch das Östriol kann sich die Vaginalhaut regenerieren und wieder einen guten Nährboden für die Milchsäurebakterien bilden, die den pH-Wert der Vagina senken und dadurch Schutz vor Infektionen bieten.

Wichtig zu wissen ist allerdings, dass diese Behandlung mit Östriol keine Kur ist, die man einmal für ein paar Wochen macht, sondern eine Dauertherapie. Das heißt, bei einer vaginalen Atrophie muss die Östrioltherapie dauerhaft angewendet werden, was aber insofern unproblematisch ist, weil Östriol vor allem lokal und in geringer Dosierung nicht auf den ganzen Körper wirkt. Zu Beginn der Behandlung sollten Creme oder Zäpfchen für zwei Wochen täglich angewendet werden. Später reicht es dann zweimal die Woche. Wenn beim Sex Schmerzen vor allem beim Eindringen im Eingangsbereich der Vagina auftreten, sollte bitte unbedingt genau an dieser Stelle eine Creme aufgetragen werden, da die Zäpfchen nur in den oberen beiden Vaginaldritteln helfen. Für das äußere Drittel ist also zusätzlich die Creme nötig. Oder aber man nutzt von vornherein ausschließlich die Creme für außen und innen, dort mittels eines Applikators – so braucht man nur ein Präparat.

Wussten Sie schon?

Östriol beziehungsweise Estriol ist das Östrogen, das vor allem während der Schwangerschaft in der Plazenta gebildet wird. Außerhalb einer Schwangerschaft spielt es im weiblichen Körper keine Rolle. In der Postmenopause wird Östriol insbesondere gegen die vaginale Atrophie eingesetzt. Die Maximaldosis von 1 mg Östriol pro Woche sollte allerdings wegen des nicht ganz auszuschließenden Effekts auf die Gebärmutterschleimhaut nicht überschritten werden.

► Hilft die »normale« Hormontherapie bei vaginaler Trockenheit?

WARUM WARNT DER BEIPACKZETTEL VOR THROMBOSE UND BRUSTKREBS AUCH BEI ÖSTRIOL?

Beipackzettel sind für viele Ärztinnen und Ärzte, die Hormone verschreiben, eine Herausforderung. Denn die Aussagen darin verunsichern Patientinnen derart, dass sie sich davor scheuen, die Therapie zu beginnen. Das Problem bei den Beipackzetteln der weiblichen Hormone ist, dass nicht nach der Art der Inhaltsstoffe und der Anwendungsweise unterschieden wird. Das Bundesinstitut für Arzneimittel und Medizinprodukte wirft gewissermaßen das synthetische Ethinylestradiol, das bioidentische 17-Beta-Östradiol (die beide im gesamten Körper systemisch wirken), das aus Stutenurin gewonnene Östrogen (das es in Deutschland gar nicht mehr gibt) und das nur vaginal angewendete Östriol in einen Topf. Auch fehlt eine Differenzierung zwischen oraler und transdermaler Östrogengabe. In allen Fällen aber wird vor einem Thromboserisiko gewarnt.

Und aufmerksame Leserinnen entnehmen dem Beipackzettel für die vaginale Östriolcreme die Warnung vor einem erhöhten Brustkrebsrisiko. Dabei kann man davon ausgehen, dass Östriol in diesen geringen Dosierungen keine systemische Wirkung hat. Expertinnen und Experten halten es deshalb auch für unbedenklich, Frauen mit Brustkrebs eine niedrig dosierte Therapie (0,03 mg Östriol zweimal pro Woche) gegen vaginale Atrophie zu verschreiben.

Deshalb hier eine Entwarnung: Die Beipackzettel basieren auf gesetzlichen Regelungen, wonach alle Hormonprodukte ohne Unterschied mit den gleichen Warnungen für mögliche Nebenwirkungen versehen werden müssen. Im Vordergrund steht eine rechtliche Absicherung für die Hersteller dieser Medikamente und die zulassende Behörde. Vertrauen Sie daher ruhig Ihrer Ärztin oder Ihrem Arzt.

KAPITEL 4

Gibt es eine Alternative zur Hormontherapie?

KANN ICH ERST MAL WAS PFLANZLICHES PROBIEREN?

Gerade wird viel über die Wechseljahre und über die Hormontherapie geschrieben und gesprochen. So kann der Eindruck entstehen, dass Frauen in dieser Lebensphase unbedingt Hormone nehmen sollten. Viele Frauen fragen sich, ob sie denn einen Fehler machen, wenn sie dies nicht tun. Bitte denken Sie immer daran, jede Frau ist anders und jede Frau entscheidet für sich selbst. Dafür braucht es aber Wissen und gute Informationen, ob und welche Hilfe Sie sich in und nach den Wechseljahren holen können. Und natürlich können das auch pflanzliche Arzneimittel sein.

Die Phytotherapie ist die Urmutter unserer heutigen Arzneimittelherstellung. Im Pflanzenreich sind stark wirksame Inhaltsstoffe weit verbreitet. In isolierter Form kommen sie als hochpotente Arzneistoffe zur Verwendung, wie etwa Morphin, das aus Schlafmohn gewonnen wird, oder Atropin aus der Tollkirsche, das in Herzmitteln zu finden ist. Einige sehr starke Gifte, zum Beispiel das Aconitin des blauen Eisenhutes oder das Gift des gefleckten Schierlings, stammen ebenfalls aus dem Pflanzenreich.

Pflanzenstoffe liefern in vielen Fällen die Vorlage für synthetische Wirkstoffe, deren Effekte oder Wirkdauer durch leichte Veränderungen der chemischen Struktur optimiert oder sogar verbessert werden. Es ist also ein Irrtum, wenn man annimmt, dass pflanzliche Wirkstoffe – nur weil sie aus der Natur kommen – sanft und ohne Nebenwirkungen sind.

WAS VERSTEHT MAN UNTER PHYTOTHERAPIE?

Phytotherapie bedeutet per definitionem die Behandlung und Linderung von Beschwerden mittels Pflanzen beziehungsweise deren Bestandteilen wie etwa Blüten, Blättern oder Wurzeln. Auch ätherische Öle einer Pflanze gehören dazu. Je nach Einsatzgebiet und Verwendungszweck werden die unterschiedlichen Bestandteile zu Trockenextrakten, Tinkturen oder auch Frischpresssäften verarbeitet.

Prinzipiell wird zwischen der sogenannten traditionellen Phytotherapie und der rationalen Phytotherapie unterschieden. Bei der rationalen Phytotherapie handelt es sich um geprüfte Arzneimittel, das heißt, diese pflanzlichen Arzneimittel müssen genauso wie chemisch-synthetische Arzneimittel in Studien ihre Wirksamkeit nachweisen und nach Durchlaufen strenger Prüfverfahren offiziell zugelassen werden. Anders in der traditionellen Phytotherapie, die auch als Erfahrungsheilkunde bezeichnet wird: Die Verwendung von Pflanzen basiert hier vor allem auf heilenden Wirkeigenschaften, die bereits über einen langen Zeitraum bekannt sind, überliefert wurden und zur Therapie von verschiedenen Befindlichkeitsstörungen genutzt werden. Natürlich wäre es möglich, auch die Pflanzen der traditionellen Phytotherapie als Arzneimittel zuzulassen. Allerdings sind die dafür nötigen Studien zeitaufwendig und teuer. Und da man Pflanzen nicht patentieren kann, lohnt sich das für Firmen finanziell nicht.

Arzneimittel auf pflanzlicher Basis werden in der Regel nicht in der Akut- und Notfallmedizin eingesetzt, was allerdings nicht bedeutet, dass man bedenkenlos mit ihnen umgehen kann. Auch pflanzliche Arzneimittel können Nebenwirkungen haben oder mit anderen Medikamenten interagieren. So kann es dazu kommen, dass der Wirkstoffspiegel eines dauerhaft eingenommenen Medikaments verändert wird – Johanniskraut zum Beispiel sollte nicht zusammen mit Blutverdünnern, Cholesterinsenkern und einer ganzen Reihe anderer Medikamente eingenommen werden.

Insgesamt betrachtet weisen Phytotherapeutika eine große therapeutische Bandbreite mit meist guter Verträglichkeit auf und sind deshalb zur Selbstmedikation geeignet und frei verkäuflich. In der Regel verzeihen sie etwaige Einnahme- beziehungsweise Anwendungsfehler eher als chemisch-synthetische Medikamente und führen seltener zu merklichen Nebenwirkungen. Trotzdem sollte man ihre Wirkkraft nicht unterschätzen. Sie sind nicht harmlos und bergen auch manche Risiken. Deshalb ist es wichtig, sowohl auf die Qualität der Präparate zu achten – Vorsicht, wenn Pflanzen selbst gesammelt und verarbeitet werden – als auch die passende Dosierung, die richtige Anwendung und die entsprechende Anwendungsdauer zu beherzigen. Bei akuten Beschwerden oder einer schweren Symptomatik stoßen Pflanzenwirkstoffe allerdings an ihre Grenzen.

WAS UNTERSCHEIDET PFLANZLICHE ARZNEIMITTEL VON NAHRUNGSERGÄNZUNGSMITTELN?

Nicht alles, wo eine Pflanze im Spiel ist, ist Phytotherapie. Was meinen wir damit? Ein einfaches Beispiel ist der Kräutertee aus dem Supermarkt. Dieser Teebeutel ist keine Arzneipflanze in dem Sinne, dass sie zu einer definierten Wirkung führt. Im Gegensatz dazu hat ein Arzneitee aus der Apotheke einen gut definicrten Effekt, der mit den Anbau- und Verarbeitungsbedingungen des Tees zusammenhängt. So wirkt ein Salbei-Arzneitee eben tatsächlich entzündungshemmend bei einer Rachenentzündung oder auch regulierend bei Schweißausbrüchen.

Ein Nahrungsergänzungsmittel gilt im Gegensatz dazu als Teil der Nahrung und dient damit nicht primär dazu, Krankheiten zu heilen. Es unterliegt deshalb auch weniger strengen Regeln, was die Herstellung und die Inhaltsstoffe anbelangt. Deshalb lohnt es sich, in der

Drogerie, im Reformhaus oder in der Apotheke auf das Kleingedruckte der Verpackung zu schauen. Wenn dort »Nahrungsergänzungsmittel« steht, darf auch nicht mit dem Schutz vor Krankheiten oder Linderung von Beschwerden geworben werden. Steht hingegen auf dem Produkt »pflanzliches Arzneimittel«, ist gewährleistet, dass es sich tatsächlich um ein geprüftes Arzneimittel handelt.

Was traditionelle pflanzliche Arzneimittel betrifft, sollte man Folgendes wissen: Traditionelle Phytotherapeutika unterliegen in der Europäischen Union einer erleichterten Marktzulassung, da bei ihnen wie gesagt die medizinische Wirksamkeit aufgrund langjähriger Anwendung angenommen wird und klinische Studien dafür nicht erforderlich sind. In Bezug auf die herstellerische, also die pharmazeutische Qualität und Sicherheit gelten aber die gleichen Standards wie für andere Arzneimittel.

Mit diesem Zulassungsverfahren für traditionelle Arzneimittel hat der Gesetzgeber auf ein Problem reagiert, das in den 1990er-Jahren seinen Anfang nahm. Damals wurde von der Europäische Arzneimittel-Agentur (EMA) das Verfahren der Nachzulassung eingeführt. Nachzulassung hieß, für sämtliche Medikamente, auch pflanzliche Arzneimittel, mussten neue Studien zur Wirksamkeit vorgelegt werden. Nun war es so, dass die Einführung der Nachzulassung in eine Zeit fiel, in der Medizin und Wissenschaft große Hoffnung in die Hormontherapie für Frauen im mittleren Alter setzten. In der Gynäkologie wurden sowohl Blutungsstörungen, Befindlichkeitsstörungen und Wechseljahresbeschwerden bevorzugt mit Hormonen behandelt. Pflanzliche Arzneimittel für Frauen wurden kaum noch verkauft, sodass die Neuzulassung der pflanzlichen Arzneimittel für die Pharmakonzerne finanziell nicht attraktiv war. Schließlich hätten sie für die dafür nötigen Studien viel Geld in die Hand nehmen müssen. Also ließ man viele Zulassungen verfallen – mit der Folge, dass heute in der Frauenheilkunde nur wenige als Arzneimittel geprüfte Phytotherapeutika zur Verfügung stehen.

Und leider ist gerade in der Frauenmedizin das Interesse gering, neue pflanzliche Arzneimittel zu entwickeln. Das liegt nicht zuletzt auch daran, dass die Durchführung von klinischen Studien bei Frauen komplizierter ist als bei Männern und es deutlich mehr Auflagen gibt.

WAS BRINGEN PHYTOÖSTROGENE GEGEN SYMPTOME DER WECHSELJAHRE?

Gerade wenn man sich mit dem Thema Wechseljahre noch nicht so intensiv beschäftigt hat, klingt »was Pflanzliches« irgendwie vertrauenerweckend und suggeriert, dass man anders als mit einer Hormontherapie nicht in die Körpervorgänge eingreift. Ob dem so ist, sehen wir gleich.

Vorher müssen wir auf einen wichtigen Unterschied hinweisen, der zwischen Phytoöstrogenen und anderen Arzneipflanzen in der Frauenheilkunde besteht. Es gibt erstens Pflanzenprodukte, die in Teilen die Wirkung von Östrogenen nachahmen sollen, indem sie mit den Östrogenrezeptoren interagieren, sogenannte Phytoöstrogene. Und es gibt zweitens Pflanzenprodukte, mit denen gezielt Symptome behandelt werden, die im Zusammenhang mit den Wechseljahren auftreten, sogenannte Arzneipflanzen. Beide gehören zur Phytotherapie, stellen aber unterschiedliche Therapieansätze dar.

Lassen Sie uns hier die Phytoöstrogene anschauen: Phytoöstrogene sind Pflanzenstoffe (z.B. Isoflavone oder Lignane) die in Lebensmitteln wie Soja, Rotklee, Hopfen, Leinöl, Rhapontik-Rhabarber vorkommen. Phytoöstrogene haben die Eigenschaft, an Östrogenrezeptoren im Körper anzudocken und damit eine östrogenartige Wirkung auszulösen, die allerdings deutlich schwächer ist als die des körpereigenen oder des in der Hormontherapie zugeführten Östrogens. Dementsprechend ist auch der Effekt auf Wechseljahressymptome, die durch Östrogenmangel bedingt sind, deutlich geringer. Phytoöstrogene kann man als pflanzliche Arzneimittel oder auch als Nahrungsergänzungsmittel kaufen, in aller Regel werden sie in Tablettenform angeboten. Oftmals gibt es auch die Empfehlung, in den Wechseljahren mehr Lebensmittel wie Soja oder Leinsamen zu sich zu nehmen. Inwieweit der Verzehr aber eine gute Wirkung auf Hitzewallungen und Co. haben kann, ist wissenschaftlich nicht belegt.

Wegen der östrogenartigen Wirkung an den Rezeptoren sollen Frauen mit Brustkrebs oder anderen hormonabhängigen Krebsarten aus theoretischen Überlegungen keine Phytoöstrogene einnehmen, wobei unklar ist, wie groß die Gefahr einer Wachstumsförderung von Tumorzellen tatsächlich ist. Zudem wird in Fachkreisen bei den Phytoöstrogenen über eine SERM-artige Wirkung diskutiert. Wie Selektive Östrogenrezeptor-Modulatoren (SERM) können sie in manchen Organen eine antiöstrogene und in manchen eine östrogene Wirkung haben, was sie von der Wirkung des »klassischen« Östrogens unterscheidet. Das heißt verkürzt, einmal blockieren sie die Wirkung von Östrogenen am Rezeptor und einmal docken sie wie diese an den Rezeptoren an und führen zu östrogenartigen Effekten.

Generell können Phytoöstrogene gesunden Frauen in den Wechseljahren Erleichterung verschaffen. Bei einigen Östrogenmangelsymptomen zeigen sie in Studien eine gewisse Wirkung, wenngleich Frauen sehr unterschiedlich darauf ansprechen. Bei schweren Symptomen erzielen Phytoöstrogene nur selten ausreichende Behandlungserfolge. Gerade in der Perimenopause sind ja viele Wechseljahressymptome eher auf einen Östrogenüberschuss oder besser gesagt auf die starken Hormonschwankungen zurückzuführen, dieses Auf und Ab können Phytoöstrogene nicht einfangen.

Ein sehr häufig bei Wechseljahresbeschwerden eingesetztes Phytotherapeutikum sind Extrakte der Traubensilberkerze (lateinisch *cimicifuga*), deren Wirksamkeit in vielen Studien nachgewiesen und gut erforscht ist. Laut Beipackzettel hilft die Traubensilberkerze gegen

Hitzewallungen, Schweißausbrüche und Schlafstörungen. Die aktuell verfügbaren Präparate der Traubensilberkerze zählen nicht (mehr) zu den Phytoöstrogenen, früher war das allerdings anders: Ursprünglich hat man im Wurzelstock der Traubensilberkerze Wirkstoffe nachgewiesen, die die Östrogenrezeptoren der Frau erreichen, also eine östrogenartige Wirkung auslösen. Dieser Stoff, das Formononetin, ist ein SERM und war in der 1990er-Jahren auch in Traubensilberkerze-Arzneimitteln enthalten. Doch in den Jahren danach, als die Hormone durch die WHI-Studie in Verruf gerieten, wurde das Traubensilberkerzenextrakt in den pflanzlichen Medikamenten chemisch verändert, sodass nun in den aktuell verfügbaren Extrakten kein Formononetin mehr vorhanden ist – von einer östrogenartigen Wirkung ist daher nicht mehr auszugehen.

Die Hauptwirkung des Arzneimittels wird jetzt auf sogenannte Triterpene zurückgeführt, Naturstoffe, die die zentrale Wärmeregulation im Gehirn beeinflussen und möglicherweise auch in unseren Serotoninstoffwechsel eingreifen. Mit Blick auf die als Antidepressiva eingesetzten Serotoninwiederaufnahmehemmer, die auch bei Hitzewallungen in den Wechseljahren helfen, könnte dies zumindest ein Ansatz zur Erklärung der Wirkweise sein. Mit der Einnahme der heutigen Traubensilberkerzenextrakte schlägt man also gleich drei Fliegen mit einer Klappe: Man profitiert von der serotoninartigen Wirkung auf die Hitzewallungen, auf den Schlaf und auch auf die Stimmung. Im Beipackzettel findet man allerdings immer noch den Zusatz, dass man die Präparate nicht bei hormonabhängigen Tumoren einsetzen soll. Viele Expertinnen und Experten halten aber gerade dies bei Frauen nach Brustkrebserkrankung für durchaus vertretbar.

▶ Was bringen Phytoöstrogene gegen Symptome der Wechseljahre?

Wussten Sie schon?

SERMs (Selektive Östrogenrezeptor-Modulatoren) kennt man aus der Antihormonbehandlung von Frauen mit Brustkrebs. Es handelt sich hierbei um Partialagonisten, also Wirkstoffe, die nach dem Schlüssel-Schloss-Prinzip bestimmte Rezeptoren besetzen, in diesem Fall Östrogenrezeptoren. Abhängig vom jeweiligen Gewebetyp können SERMs östrogene oder antiöstrogene Wirkungen hervorrufen.

Tamoxifen ist ein solcher SERM, der bei Brustkrebs eingesetzt wird. Auch bei der Osteoporosebehandlung wird ein SERM verwendet: Der Wirkstoff Raloxifen stärkt den Knochen und wirkt gleichzeitig der Entstehung von Brustkrebs entgegen. Leider kann die Substanz Hitzewallungen verstärken.

KANN ICH MEINE WECHSELJAHRESSYMPTOME AUCH MIT KLASSISCHEN ARZNEIPFLANZEN BEHANDELN?

Wenn es um traditionelle Pflanzentherapie geht, denken wir oft an die Traditionelle Chinesische Medizin (TCM). Doch auch die europäische Pflanzenmedizin hat eine jahrhundertealte Tradition und verfügt über eine breite Palette von pflanzlichen Wirkstoffen. Phytotherapie ist nicht banal. Gerade wenn in den Wechseljahren verschiedene Symptome wie Hitzewallungen, Schlafstörungen und Stimmungsschwankungen zusammenkommen, geht es bei erfahrenen Phytotherapeuten und -therapeutinnen immer um die exakte Feststellung, wann zum Beispiel die Hitzewallungen auftreten oder um welche Art der Schlafstörungen es sich handelt: Können die Frauen schlecht einschlafen oder wachen sie eher mitten in der Nacht auf und finden dann nicht mehr in den Schlaf zurück? Schwitzen wir am Morgen nach dem Aufwachen oder in der Nacht? Je nach Auftreten der Symptome wird dann entschieden, welcher Pflanzenwirkstoff helfen kann.

Man könnte sagen, dass gegen jedes Problem ein Kraut gewachsen ist, so komplex ist das Wissen der Phytotherapie. Sie verfolgt auch einen anderen Ansatz als die Hormontherapie. Der traditionellen Pflanzenmedizin geht es nicht darum, die Hormone in irgendeiner Form zu ersetzen, sondern allein darum, gezielt die Symptome der durch die Wechseljahre angeschobenen Umstellungsprozesse im Körper anzugehen. Am besten lassen sich mögliche Therapieansätze am Beispiel von einigen konkreten Symptomen beschreiben. Das ersetzt zwar nicht die Beratung durch eine Expertin oder einen Experten, hilft aber, die Vorgehensweise zu veranschaulichen.

Nehmen wir die Schlafstörungen in der Perimenopause. Eine Phytotherapeutin oder ein Phytotherapeut wird Sie zunächst fragen, wann genau die Schlafstörung auftritt. Wenn Sie immer zwischen 1 Uhr und 3 Uhr nachts aufwachen, könnte das ein Zeichen dafür sein, dass die nächtliche Aktivität der Leber den Schlaf stört. Denn nach dem Modell der »Organuhr« in der traditionellen europäischen Medizin ist um diese Uhrzeit der Gallefluss erhöht. Durch den Weckdienst will unser Körper nun erreichen, dass wir aufstehen, damit die Galle besser abfließen kann. Zur Unterstützung der Leber würde man zum Beispiel eine Kur mit Mariendistel empfehlen, in Kombination mit Hopfen oder Baldrian für einen besseren Schlaf.

Bei Frauen wiederum, die Probleme mit dem Einschlafen haben, nervös und angespannt sind und über Herzstolpern und Herzklopfen klagen, liegt ein anderer Symptomkomplex vor. Hier wäre der Weißdorn eine gute Option, der als pflanzliches Arzneimittel erhältlich ist. Klagen Frauen zudem über eine neu aufgetretene Ängstlichkeit, könnte man Weißdorn mit dem Zusatz der Passionsblume verordnen.

Expertinnen und Experten für Pflanzentherapie bestimmen nach Analyse der Beschwerden die notwendige Dosierung und können Kapseln mit verschiedenen Wirkstoffen in der Apotheke anfertigen lassen. Auch in der Pflanzentherapie macht die richtige Dosis die Wirkung. Wirkstoffmischungen in Nahrungsergänzungsmitteln erreichen meist nicht die erforderliche Dosierung, um effektiv zu helfen.

Die Brennnesselwurzel ist ein klassisches traditionelles Heilmittel für die Behandlung von Wechseljahresbeschwerden wie Gelenk- und Muskelschmerzen und wird zum Beispiel auch bei einer Frozen Shoulder, der steifen Schulter, eingesetzt. Auch die Teufelskralle kommt gern bei Gelenkbeschwerden zum Einsatz. Sie wirkt entzündungshemmend und schmerzlindernd.

Einige von Ihnen haben vielleicht auch schon von Mönchspfeffer (*agnus castus*) gehört. Mönchspfeffer zeigt vor allem bei jungen Frauen mit Zyklusstörungen und prämenstruellem Syndrom (PMS) eine gute Wirkung und wird auch gern zu Beginn der Perimenopause eingesetzt. Mönchspfeffer kann die Gelbkörperphase stabilisieren und die Progesteronproduktion stimulieren. Auch hier lohnt es sich, auf die Dosierung in den verfügbaren Fertigpräparaten zu achten. Gute Behandlungserfolge sind für eine tägliche Dosis von 20 bis 40 mg Mönchspfeffer nachgewiesen.

Allein diese wenigen Beispiele zeigen, wie vielfältig und interessant die Pflanzenmedizin ist. Phytotherapeutinnen und -therapeuten können uns Frauen in den Wechseljahren bei den verschiedenen Symptomen oft gut helfen. Aber es gibt auch Fälle, bei denen die Heilkraft der Pflanzen allein nicht ausreicht. Gerade bei hohem Leidensdruck ist es ratsam, mit der Frauenärztin oder dem Frauenarzt über Alternativen zu sprechen.

KAPITEL 5

Was bringen mir jetzt Yoga und Meditation?

WARUM EMPFIEHLT MIR MEINE ÄRZTIN STRESSABBAU?

Hand aufs Herz: Gehören Sie auch zu den Frauen, die sich ständig To-do-Listen schreiben? Das ist generell nichts Schlechtes. So behält man den Überblick und man kann Dinge auch als erledigt abhaken. Das Problem ist nur, dass diese Listen meist viel zu vollgepackt sind. So viele Aufgaben kann man an einem Tag gar nicht erledigen. Und steht auf Ihrer To-do-Liste auch etwas Schönes oder Erholsames drauf? Zum Beispiel: sich Zeit nehmen für einen Spaziergang, Kaffee trinken mit der besten Freundin oder eine halbe Stunde Yoga machen? Wahrscheinlich eher nicht, denn das sind Dinge, die wir uns oft erst dann erlauben, wenn alles andere erledigt ist.

Sie merken schon, worauf wir hinauswollen: Frauen übernehmen oft zu viele Aufgaben. Sie versuchen, im Job 100 Prozent zu geben, wollen aber auch genug Zeit mit Kindern und Familie verbringen, müssen sich um ihre pflegebedürftigen Eltern kümmern und haben wahrscheinlich auch noch ehrenamtliche Verpflichtungen übernommen. Die Berufstätigkeit von Frauen ist mit der gesellschaftlichen Erwartung überfrachtet, dass wir uns nach dem Job auch noch um Haushalt und Familie kümmern. Das statistische Bundesamt hat dazu Zahlen: Frauen in Deutschland leisten pro Woche rund 9 Stunden mehr unbezahlte Arbeit als Männer. Der Gender-Care-Gap lag damit 2022 bei 44,3 Prozent – diese Kennziffer zeigt den unterschiedlichen Zeitaufwand, den Frauen und Männer ab 18 Jahren für unbezahlte Arbeit durchschnittlich aufbringen. Als unbezahlte Care-Arbeit gelten Haushaltsführung, Kinderbetreuung und die Pflege von Angehörigen, aber auch freiwilliges und ehrenamtliches Engagement sowie die

Unterstützung haushaltsfremder Personen. Und zu den gesellschaftlichen kommen auch noch die eigenen Erwartungen, der Selbstzweifel und das schlechte Gewissen, alles nicht gut genug zu machen. Viele Jahre stecken wir Frauen in diesem Hamsterrad fest.

Angesichts der permanenten Überlastung ist es kein Wunder, dass Frauen stärker unter Stress leiden als Männer, laut offiziellen Zahlen besonders im Alter zwischen 35 und 44 Jahren. Wenn wir aber jahrelang unter dieser geballten Belastung leben, hat das Folgen. Wir werden reizbar, nervös und erschöpft, sind deprimiert, schlafen schlecht oder können keinen klaren Gedanken mehr fassen. Chronischer Stress verursacht gesundheitliche Schäden. Er gilt als Auslöser für Erkrankungen, die das Herz-Kreislauf-System betreffen, verschiedene Krebsarten, Alzheimer-Demenz und vieles mehr. Zudem wirken sich die negativen Folgen von starkem Stress wie etwa hohe Cortisolspiegel stärker auf das weibliche als auf das männliche Gehirn aus.

Nach zwanzig Jahren mit Höchstleistungen in unserem Alltag kommen wir dann in den Wechseljahren an. Und jetzt geht es richtig los: Gerade in der Perimenopause steht unser Körper zusätzlich durch die Hormonschwankungen unter Anspannung und unser Gehirn ist unter dem Dauerfeuer von Hormonen und Botenstoffen wie vernebelt. Konkret heißt das, dass Frauen in den Wechseljahren häufig sehr viel schlechter mit Stress umgehen können als zuvor. Und dann tauchen auch noch neue Symptome auf: Schlaflosigkeit, Stimmungsschwankungen, die mit plötzlichen Wutausbrüchen, aber auch mit depressiven Phasen einhergehen. Die Migräne wird schlimmer oder tritt erstmals auf, womöglich kommen noch Tinnitus und Schwindel hinzu und nicht selten rast und stolpert das Herz plötzlich. Kurz, viele von uns fühlen sich nicht mehr so stressresistent wie früher. Und das ist nicht nur ein Gefühl.

In der fruchtbaren Phase sind wir Frauen durch unser Östrogen weniger stressanfällig als Männer. Östrogen reduziert die Produktion der Stresshormone Cortisol und Adrenalin. Dieser Effekt lässt in den Wechseljahren und vor allem in der Postmenopause nach. Studien kommen zu dem Schluss, dass nicht nur der Östrogenmangel, sondern auch die hormonellen Dysbalancen dazu führen, dass Cortisol nicht mehr so gut abgebaut werden kann. Forscherinnen und Forscher am Leipziger Helmholtz-Zentrum für Metabolismus-, Adipositas- und Gefäßforschung konnten bei Adipositaspatientinnen im mittleren Alter (also im Zeitfenster der Wechseljahre) feststellen, dass deren Cortisolspiegel in der Nacht erhöht blieb und nicht wie gewöhnlich absank. Das könnte auch erklären, warum es diesen Frauen schwerer fiel, Gewicht zu verlieren. Denn ein Cortisolüberschuss hindert den Körper daran, Kalorien in der Nacht zu verbrennen.

Wussten Sie schon?

Wenn wir zu viel Stress haben, nehmen wir nicht ab. Das liegt unter anderem am Cortisol. Wenn der Cortisolspiegel dauerhaft zu hoch ist, wird die Fettverbrennung blockiert. Denn unser Körper geht davon aus, dass er gerade eine lebensbedrohliche Situation bewältigen muss, und versucht, alle Reserven bei sich zu behalten.

»Mir ist alles zu viel« – ein typischer Satz von Frauen in den Wechseljahren. Dieses Gefühl des Nicht-mehr-Könnens übt zusätzlichen Stress aus – und das alles in Summe setzt unserer Gesundheit ernsthaft zu.

▸ Warum empfiehlt mir meine Ärztin Stressabbau?

WAS KANN ICH FÜR MICH TUN, UM ZU ENTSPANNEN?

Stress ist nicht in jedem Fall schlecht. Von Zeit zu Zeit unter Stress zu stehen, ist normal und gesund. Bestimmt haben Sie auch schon den Begriff »positiver Stress« gehört: Wenn man eine schwierige Aufgabe zu erledigen hat und der Zeitdruck hoch ist, kann dieser Stress uns auch beflügeln. Wir sind auf einmal hoch konzentriert und motiviert – und nach Bewältigung der »Herkulesaufgabe« zufrieden und stolz auf uns, im besten Falle bekommen wir sogar auch positives Feedback.

Aber Stress sollte nicht unser täglicher Begleiter sein. Deshalb müssen wir herausfinden, wie wir ihn im Alltag reduzieren können. Was sind die äußeren Faktoren, die man nicht ändern kann? Und was sind die Stressfaktoren, die man sich selbst in den Tag einplant?

Kurze Checkliste

1. Machen Sie genug Pausen während der Arbeitszeit! Verlassen Sie dazu wenn möglich den Arbeitsplatz.
2. Müssen alle Dinge auf der To-do-Liste tatsächlich heute erledigt werden? Beginnen Sie, Aufgaben zu priorisieren. Mut zur Lücke und zum Dinge-liegen-Lassen!
3. Lernen Sie, Aufgaben abzugeben. Jemanden um Hilfe zu bitten, ist ein Zeichen von Stärke und nicht von Schwäche. Sie müssen nicht alles allein machen!
4. Lernen Sie, Nein zu sagen!
5. Seien Sie freundlich zu sich und loben und belohnen Sie sich selbst!

Auch wenn wir das alles beherzigen: Auf viele äußere Quellen von Stress haben wir keinen Einfluss. Deshalb ist es wichtig, dass wir lernen, besser mit Stress umzugehen. Ein wichtiger Faktor hierbei ist Entspannung beziehungsweise die Fähigkeit, den Herausforderungen des Alltags entspannter zu begegnen. Entspannung hat für unser Wohlbefinden eine große Bedeutung und wird in unserer schnelllebigen Welt, in der man immer erreichbar ist, unterschätzt. Dabei gibt es einfache Strategien.

Zeit für Freunde: Soziale Kontakte sind wichtig für unsere geistige Gesundheit. Viele von uns neigen dazu, sich in stressigen Zeiten eher zurückzuziehen. Doch ein Treffen mit Freunden oder Familie schafft neuen Freiraum im Kopf und schöne Erinnerungen. Gute soziale Beziehungen stehen in engem Zusammenhang mit höherer Lebenserwartung und Schutz vor Demenz.

Unstrukturierte Zeit: Nicht immer muss alles durchgeplant sein. »Unstrukturierte Zeit« bedeutet ein paar Stunden oder auch einen Tag ganz ohne Verpflichtungen. Sie tun nur, worauf Sie gerade Lust haben. Und ohne dabei ein schlechtes Gewissen zu haben.

Abschalten: Viele begleitet der Job noch bis nach Hause. Man schreibt sich selbst E-Mails mit Dingen, die man morgen nicht vergessen darf, und checkt die spät eingegangenen Nachrichten. Oder man hatte Ärger im Büro und erzählt daheim noch stundenlang von den Problemen am Arbeitsplatz. Hier helfen klare Zeitfenster: Sie können zum Beispiel mit Ihrem Partner oder Ihrer Partnerin vereinbaren, sich nur 15 Minuten über die Arbeit auszutauschen und anschließend über andere Dinge zu sprechen oder etwas gemeinsam zu unternehmen.

Um zu verhindern, per Handy ständig erreichbar zu sein oder noch im Feierabend Mails zu beantworten, hilft ein kleiner Trick: Das Handy einfach außerhalb der Reichweite in einem anderen Zimmer lassen. Im Übrigen hemmt das blaue Licht des Bildschirms von Handy oder Laptop die Bildung von Melatonin, jenem Hormon, das unseren Schlaf-Wach-Rhythmus steuert. Weniger Melatonin lässt uns schlechter ein- und durchschlafen und unseren Cortisolspiegel ansteigen. Deshalb ist eine bildschirmfreie Zeit von mindestens 30 Minuten vor dem Schlafengehen sinnvoll.

Anstatt vor dem Bildschirm zu sitzen, könnten Sie auch ein anderes kleines Ritual einbauen: Wie wäre es, kurz die schönen Momente des Tages zu notieren? Drei Dinge, für die Sie heute dankbar waren. Vielleicht hat die Sonne geschienen oder Sie hatten ein nettes Gespräch mit der Nachbarin.

Raus in die Natur: Es ist wissenschaftlich belegt, dass eine natürliche Umgebung erholsam für Körper und Geist ist. Zu wenig Zeit im Freien wird mit mehr Stress, Depressionen und Ängsten in Verbindung gebracht. Versuchen Sie deshalb, den Spaziergang im Park, so oft es geht, in den Alltag zu integrieren. Und was halten Sie von der Idee, freie Tage für eine Wanderung oder einen Ausflug zum See zu nutzen?

WARUM SOLL MEDITATION JETZT GUT HELFEN?

Oft haben Frauen erst einmal Vorbehalte, wenn von Meditation als Entspannungsübung die Rede ist. Denn Meditation wird gerne mit Esoterik und Religion in Verbindung gebracht. Natürlich hat die Meditation ihre Ursprünge in der religiösen Praxis und war vor allem Gelehrten und Mönchen vorbehalten, die auf der Suche nach Erleuchtung waren. Inzwischen wird Meditation aber auch ohne spirituelle Bezüge praktiziert. Es geht dabei nicht mehr um Eingebung, sondern um Achtsamkeit.

Die Methoden, um zu meditieren, sind so unterschiedlich wie zahlreich. Nicht immer muss man dazu in Stille auf einem Yogakissen sitzen. Typische Meditationsübungen sind Body-Scan, Atemmeditation, Gehmeditation, Sitzmeditation und achtsames Yoga. Gerade die Body-Scan-Übungen, bei denen man gedanklich durch den eigenen

Körper wandert, oder das Erlernen von Atemtechniken stellen einen guten Einstieg in das breite Spektrum der Meditationstechniken dar.

Doch warum brauchen wir das? Es hängt einmal mehr mit unserem Gehirn, unserer modernen Lebensweise und der permanenten Reizüberflutung zusammen. Die Forschung hat herausgefunden, dass wir am glücklichsten und zufriedensten sind, wenn wir im Hier und Jetzt leben. Und auch mit unseren Gedanken immer genau bei dem sind, was wir gerade tun. Klingt eigentlich einfach, fällt den meisten von uns aber ungeheuer schwer. Denn unser Gehirn neigt dazu, immerzu zu denken. Entweder werden vergangene Ereignisse noch mal rekapituliert oder unser Gehirn denkt schon voraus, was in der Zukunft kommen könnte. Es übt damit für künftige Situationen.

Das ist im Prinzip ein ganz gewöhnlicher Vorgang, aber problematisch wird es immer dann, wenn wir zu viel denken und zu wenig in der Gegenwart präsent sind. Und genau das ist der Fall: Wissenschaftler aus Boston haben herausgefunden, dass wir 50 Prozent der Zeit nicht bei dem sind, was wir tun. Unser Gehirn ist stattdessen ständig am Bewerten. Wir beurteilen unsere Erfahrungen, teilen sie in gewünscht und ungewünscht ein und befinden uns dadurch permanent im Kampf mit allerlei Sachen. Das ständige Durchdenken und Wiedererleben verlängert vor allem negative Wahrnehmungen und Erlebnisse, die man gemacht hat, und die innere Reaktion der Ablehnung. Das schlägt aufs Gemüt. Ja, man könnte fast sagen, wir denken alle viel zu viel. Und wahrscheinlich kennen die meisten von Ihnen genau dieses Gedankenkarussell nur zu gut. Doch wie stellt man das Denken ab? Die Antwort darauf: Achtsamkeitstraining.

Achtsamkeit bedeutet, seine Aufmerksamkeit im Hier und Jetzt zu behalten und bewusst wahrzunehmen, was man gerade tut oder was gerade stattfindet. Dazu braucht es eine innere Haltung der Offenheit, Neugier und Akzeptanz den eigenen Empfindungen gegenüber. Akzeptanz heißt, dass wir uns selbst, aber auch unsere Umgebung einfach hinnehmen und nicht bewerten. Das ist leichter gesagt, als getan, weshalb man Achtsamkeit üben muss. Bei den Übungen konzentriert man sich zum Beispiel auf das Ein- und Ausatmen. Beim Body-Scan reist man unter anderem gedanklich durch den eigenen Körper, man »scannt« ihn und nimmt wahr, wie sich die Zehen anfühlen, ob die Beinunterseite den Boden berührt oder wie sich der Rücken anfühlt. Wenn es irgendwo zwickt oder unangenehm ist, registriert man es nur ohne Wertung. Es gibt kein Richtig oder Falsch.

Viele, die schon einmal Meditationstechniken ausprobiert haben, wissen, dass es manchmal nicht so einfach ist, nicht mit den Gedanken abzuschweifen. Das ist normal. Es geht darum, das Abschweifen der Gedanken zu bemerken, zu akzeptieren und die Aufmerksamkeit zurückzuholen. Es gibt keinen Leistungsdruck beim Meditieren, es gilt vielmehr, freundlich und mitfühlend mit sich selbst zu sein. Generell neigen wir nämlich dazu, mit uns selbst viel zu streng und zu kritisch umzugehen. In solchen Momenten hilft es, daran zu denken, was Sie Ihrer besten Freundin in dieser Situation sagen würden. Sie würden sie wahrscheinlich trösten, dass es gar nicht schlimm sei und sie es einfach noch einmal versuchen solle. Und genau so liebe- und verständnisvoll sollten Sie mit sich selbst reden.

Wussten Sie schon?

Für was steht MBSR? Mindfulness-Based-Stress-Reduction bedeutet achtsamkeitsbasierte Stressreduktion und ist der Klassiker unter den Achtsamkeitstrainings, der vor 40 Jahren von dem US-Molekularbiologen Jon Kabat-Zinn entwickelt wurde. Die Teilnehmerinnen und Teilnehmer eines solchen MBSR-Kurses werden über acht Wochen hinweg in verschiedenen Entspannungs- und Achtsamkeitstechniken geschult, die sie täglich 45 Minuten lang üben müssen. Das Programm verbindet meditative Übungen in Ruhe und Bewegung. MBSR-Kurse werden weltweit als Grundlage der Achtsamkeitspraxis in Unternehmen, Kliniken, Schulen und anderen Bereichen angeboten.

Bleibt die Frage, inwiefern uns regelmäßige Achtsamkeitsübungen konkret körperlich helfen? Natürlich hat sich die Hirnforschung auch das genau angeschaut. Es gibt eine Vielzahl von Forschungsstudien, die die Wirkung der MBSR-Technik belegen. So wurde nachgewiesen, dass zuverlässig Stress reduziert und die psychische Gesundheit verbessert wird. Einzelne weitere Studien berichten von einer besseren Immunfunktion der Teilnehmerinnen und Teilnehmer und bestätigen positive Wirkungen bei Herz-Kreislauf-Erkrankungen und chronischen Schmerzen sowie eine verbesserte Konzentrationsfähigkeit. Forschungsteams aus den USA und Deutschland haben mithilfe der Magnetresonanztomografie belegt, dass sich nicht nur die Gehirnaktivität, sondern auch die Gehirnsubstanz verändert. So hatte die graue Hirnsubstanz im Hippocampus, dem für Lern- und Gedächtnisfunktionen zuständigen Hirnareal, schon nach einem achtwöchigen Achtsamkeitstraining an Dichte zugenommen.

Da wissenschaftliche Studien zeigen konnten, dass die Praxis von Achtsamkeitsmeditationen zu einer Reihe von positiven Effekten auf psychiatrische, psychosomatische und stressbezogene Erkrankungen führen kann, wird sie in verschiedene psychotherapeutische Programme integriert. MBSR-Kurse werden mittlerweile auch von vielen Krankenkassen angeboten und (anteilig) bezahlt. Allerdings ist Achtsamkeitstraining keine Eintagsfliege, sondern ein dauerhafter Prozess. Ziel ist es, die Übungen in den Alltag einzubauen und damit die Stressresilienz, die Widerstandsfähigkeit gegen Stress, zu erhöhen und uns mental wie körperlich dauerhaft etwas Gutes zu tun.

▶ Warum soll Meditation jetzt gut helfen?

KAPITEL 6

Warum soll ich mich mehr bewegen?

HILFT SPORT WIRKLICH GEGEN SO VIELE KRANKHEITEN?

Wir sitzen zu viel. Und das nicht erst, seitdem wir in den Wechseljahren sind. Unsere moderne Welt bietet einfach zu viele Annehmlichkeiten. Wir fahren Auto oder Bahn, kaufen online ein, lassen uns Essen bringen, nutzen überall Fahrstühle und arbeiten im Sitzen. Die Folgen sind massiv. Bewegungsmangel ist zu einem der größten gesundheitlichen Risikofaktoren geworden und steht mittlerweile in einer Reihe mit Rauchen, Bluthochdruck und Diabetes. So haben Menschen, die mehr als acht Stunden am Tag sitzend verbringen, ein um 80 Prozent erhöhtes Risiko für kardiovaskuläre Krankheiten.

Dagegen hilft Sport. Er ist die beste Pille für körperliche, geistige und auch psychische Gesundheit und eben auch für ein gesundes Altern. Der Effekt von Bewegung auf unseren Körper ist in unzähligen Studien untersucht und belegt worden. Regelmäßige körperliche Aktivität eignet sich hervorragend zur Prävention von Herz-Kreislauf-Erkrankungen, Bluthochdruck, Typ-2-Diabetes, Krebserkrankungen, Osteoporose, Übergewicht und Burn-out – alles Erkrankungen, für die das natürliche Risiko in den Wechseljahren und vor allem in der Postmenopause steigt.

Schon 15 Minuten Bewegung am Tag senken unser Sterberisiko um 14 Prozent, jede weitere Viertelstunde reduziert es noch mal um vier Prozent. Eine Erklärung für diese lebensverlängernde Wirkung von Sport liefert ein Leipziger Forscherteam. Es fand heraus, dass regelmäßiger Ausdauersport die Aktivität des Enzyms Telomerase erhöht, das unsere Chromosomen schützt und die Körperzellen verjüngt. »Regelmäßig« hieß in dieser Studie drei Mal pro Woche 45 Minuten Ausdauersport wie Joggen, Schwimmen, Wandern oder Radfahren. Aber auch das Immunsystem profitiert von der Bewegung. Ältere Menschen, die ihr Leben lang viel Ausdauersport gemacht haben, sind weniger anfällig für Infekte, chronische Entzündungen und Autoimmunerkrankungen.

Andere Studien belegen, dass regelmäßiger Sport die natürlichen Killerzellen im Körper aktiviert, deren Aufgabe unter anderem die Bekämpfung von Krebszellen ist. Wer körperlich aktiv ist, kann sein Risiko für 13 Krebsarten um bis zu 42 Prozent verringern. Darunter sind Darm-, Lungen- und auch Brustkrebs. Studienteilnehmerinnen, die mindestens dreimal pro Woche körperlich aktiv waren, konnten ihr Brustkrebsrisiko um 10 Prozent verringern. Und auch bei den Frauen, die bereits an Brustkrebs erkrankt waren, konnte Sport die Nebenwirkungen einer Chemo- oder antihormonellen Therapie reduzieren. Körperliche Aktivität nach einer Tumorerkrankung vermindert nachweislich die Gefahr eines Rückfalls und erhöht die Wahrscheinlichkeit für eine dauerhafte Heilung. Bis ins Detail sind die biologischen Mechanismen für diesen direkten Einfluss von Sport auf eine Krebserkrankung nicht geklärt, aber man weiß, dass durch körperliche Aktivität die Durchblutung des gesamten Körpers gefördert und das Immunsystem gestärkt wird, was wiederum Krebszellen das Überleben erschwert. Auch ernähren sich diese von Glukose – davon aber steht weniger zur Verfügung, wenn man sich bewegt, weil der Körper beim Sport Glukose verbraucht.

Auch für unser Herz-Kreislauf-System hat Sport eine präventive Wirkung, wenngleich diese Erkenntnis wahrscheinlich niemanden von uns überrascht. Doch verblüffend ist, mit wie wenig Aufwand wir einen Effekt erzielen können. Schon 5 bis 10 Minuten langsames Joggen am Tag reduziert unser Risiko, an einer Herz-Kreislauf-Erkrankung zu sterben, um 30 Prozent. Als optimal gelten aus sportwissenschaftlicher Sicht allerdings 3,5 Stunden moderater Sport pro Woche, um unser Herz zu schützen und unseren Blutdruck und unser Lipidprofil, sprich unsere Blutfette, zu verbessern. So konnte nachgewiesen werden, dass regelmäßiger Sport unser Risiko für Arteriosklerose, also Ablagerungen in den Blutgefäßen, senkt. Kraftsport erfüllt dabei noch eine zusätzlich präventive Funktion. Denn wenn Muskelgewebe beansprucht wird und sich zusammenzieht, werden sogenannte Myokine freigesetzt. Diese wirken positiv gegen chronische Entzündungen und können so auch der Ablagerung von Plaques in den Gefäßen entgegenwirken.

Spannend sind auch die wissenschaftlichen Erkenntnisse zur Diabetesprävention. Sport kann Diabetes hinauszögern oder sogar verhindern, da durch körperliche Bewegung die Insulinsensitivität der Zellen steigt und der Blutzuckerspiegel sinkt. Eine US-Studie von 2007 konnte zeigen, dass schon 2,5 Stunden aktives Spazierengehen pro Woche das Diabetesrisiko um 30 Prozent verringert. Bei Menschen, die bereits an Diabetes erkrankt waren, verbesserte sich der Blutzuckerlangzeitwert HbA1c und in zwei von drei Fällen konnten die Patienten ihre Medikamente sogar reduzieren. Aber nicht nur vom Ausdauersport, sondern auch vom Krafttraining profitieren Diabetikerinnen und Diabetiker. Denn Muskeln sind »Zuckerfresser«. Wenn Muskeln arbeiten, verbrauchen sie Glukose und damit sinkt unser Blutzuckerspiegel.

Schauen wir uns noch an, was Sport mit unserem Gehirn macht, denn er hält uns nicht nur körperlich, sondern auch geistig fit. Viele von uns haben Angst, im Alter an einer Demenz zu erkranken. Dafür gibt es eine Reihe von Risikofaktoren, zwei davon sind Übergewicht und Bewegungsmangel. Doch schon zehn Minuten einfaches Spazierengehen erhöht unsere Gedächtnisleistung und führt dazu, dass sich Neuronen besser verknüpfen. Körperliche Bewegung fördert zudem das Wachstum von neuen Gehirnzellen im Hippocampus und im frontalen Kortex, selbst noch im hohen Alter. Dadurch verbessert sich unsere Lern- und Merkfähigkeit. Menschen mit einem hohen Fitnesslevel haben ein bis zu 88 Prozent geringeres Demenzrisiko.

Das erklären sich die Wissenschaftler mit dem Effekt des Hormons BNDF (Brain-Derived Neurotrophic Factor): Nach 20 bis 40 Minuten Ausdauersport erhöht sich die BDNF-Konzentration um 32 Prozent, Inaktivität reduziert sie um 13 Prozent.

Dass Sport auch gut gegen Depressionen wirkt, ist vielen vielleicht bereits bekannt. Sport lässt unseren Körper Dopamin, Serotonin und Noradrenalin ins Blut ausschütten. Diese Wirkstoffe zahlen auf unser Belohnungssystem ein und verbessern unsere Stimmung. Schon 30 Minuten Joggen pro Woche hat eine ähnliche Wirkung wie ein Antidepressivum.

Kurz, es ist einfach faszinierend, was Sport unserem Körper Gutes tut. Und nicht zuletzt hilft er uns dabei, unser Gewicht zu halten, weil durch körperliche Aktivität unser Kalorienumsatz hochgefahren wird – und der geht bekanntlich in den Wechseljahren zurück.

ICH HABE NIE VIEL SPORT GEMACHT, NÜTZT ES JETZT NOCH ANZUFANGEN?

Nachdem wir jetzt wissen, welchen maßgeblichen Einfluss Bewegung für unsere Gesundheit hat, sollten wir alle sofort die Schuhe anziehen, das Buch zur Seite legen und einen zügigen Spaziergang machen. Und ja, wir können und wir sollten jetzt damit anfangen. Selbst hochbetagten Menschen wird empfohlen, ihre Muskeln zu trainieren. Es hängt also nicht davon ab, ob Sie Ihr ganzes Leben lang schon sportlich unterwegs waren. Der Effekt kommt mit der Bewegung.

Die Frage lautet daher eher, wie gelingt es, Sport in den eigenen Alltag zu integrieren, wie schafft man Routinen, auf die man sich auch freut und die man nicht nur widerwillig abarbeitet. Sportwissenschaftler raten dazu, sich kleine Ziele zu setzen und als ersten Schritt in die richtige Richtung die Alltagsbewegung zu erhöhen, also die Zahl der Schritte, die wir im Lauf eines Tages gehen.

Wussten Sie schon?

Die Alltagsbewegung lässt sich auf vielfältige Weise erhöhen:

- Wege zu Fuß erledigen
- Auto ein Stück von der Arbeit entfernt abstellen oder eine Straßenbahnstation früher aussteigen
- Treppen steigen statt Fahrstuhl nehmen
- am Arbeitsplatz Schritte sammeln: Laufen Sie zum Beispiel ins Büro Ihrer Kollegin, anstatt mit ihr zu telefonieren.
- Pausen für kurze Spaziergänge nutzen
- Radfahren, statt das Auto zu nehmen
- Spaziergänge im Freien
- Gartenarbeit

Schon knapp 2300 Schritte täglich reichen aus, um unser Risiko für Herz-Kreislauf-Erkrankungen zu verringern. Schaffen Sie noch mal 1000 Schritte mehr zu gehen, erhöht sich der positive Effekt um 15 Prozent. Das klingt machbar, oder?

Vielleicht motiviert es Sie auch zu lesen, dass wir Frauen schneller vom Sport profitieren als Männer. Zu diesem Schluss kommt eine US-chinesische Studie aus dem Jahr 2024, die Daten von 400 000 Personen über einen Zeitraum von über 20 Jahren verglichen hat. Männer erreichten demzufolge eine maximale Senkung ihres Sterberisikos, wenn sie rund 300 Minuten in der Woche trainierten. Frauen brauchten dafür nur 140 Minuten.

Es lohnt sich also in jedem Fall, auch in den Wechseljahren mit Sport und mehr Bewegung anzufangen. Und wer es nicht allein schafft, sollte sich Verbündete suchen. Ist man erst einmal zum Sport fest verabredet, fällt es leichter, den inneren Schweinehund zu überlisten. Und das Gute ist: Hinterher fühlt man sich einfach besser!

▸ Ich habe nie viel Sport gemacht, nützt es jetzt noch anzufangen?

WERDEN MEINE WECHSELJAHRES-BESCHWERDEN DURCH SPORT BESSER?

Blicken wir zunächst auf das Leitsymptom der Wechseljahre: die Hitzewallungen. Grundsätzlich verneinen die Studien, dass man Hitzewallungen durch Sport lindern könnte. Aber im Rahmen der WHI-Studie konnte belegt werden, dass eine Gewichtsabnahme die Hitzewallungen verbessert. Möglicherweise hängt das damit zusammen, dass sich eine Gewichtsreduktion positiv auf eine Insulinresistenz auswirkt (wie Insulinresistenz, Übergewicht und Typ-2-Diabetes einander bedingen, haben wir bereits in Kapitel 2 erklärt). Hinzu kommt die durch Studien belegte Erkenntnis, dass durch Sport die Insulinsensitivität der Zellen steigt. Wenn wir also durch ausreichend Bewegung Gewicht verlieren, ist eine verbesserte Insulinresistenz wahrscheinlich der Grund dafür, warum Hitzewallungen im Einzelfall doch durch Sport in den Griff zu bekommen sind.

Und auch was viele andere Symptome anbelangt, profitieren wir in den Wechseljahren von den zahlreichen positiven Effekten körperlicher Bewegung. Starke Stimmungsschwankungen und Depressionen nehmen durch Sport ab, Stressgefühle werden weniger. Durch die Ausschüttung von Dopamin, Serotonin und Noradrenalin wirkt Sport antidepressiv.

Auch unsere Schlafqualität verbessert sich. Das hat eine Gemeinschaftsstudie der Oregon State University und der Bellarmine University in den USA belegt, bei der mehr als 2600 Männer und Frauen im Alter von 18 bis 85 Jahren untersucht wurden, die wöchentlich mindestens zweieinhalb Stunden Sport trieben. Die Intensität des Sportprogramms reichte dabei von mittel bis hoch. Das Ergebnis: Die Schlafqualität verbesserte sich um 65 Prozent im Vergleich zu einer Kontrollgruppe, die sportlich nicht aktiv war. Mediziner und Medizinerinnen kamen daher zu dem Schluss, dass ein moderates Sportprogramm auch Teil einer Therapie bei Schlafproblemen sein sollte.

Dabei sollten aber mindestens vier Stunden zwischen Sport und dem Schlafengehen liegen, damit der Cortisolspiegel wieder absinken kann. Optimal für den Schlaf wäre es, am Morgen oder am Vormittag Sport zu treiben.

Auch für unsere Gedächtnisleistung kann Sport ein Booster sein. Denn Bewegung kurbelt unsere Gehirnleistung an, macht uns fokussierter und klarer. Insofern ist körperliche Aktivität auch eine gute Möglichkeit, etwas gegen Konzentrationsprobleme und den allseits bekannten Brain Fog zu tun.

Und nicht zu vergessen: Regelmäßige Bewegung stärkt unser Herz, schützt vor Herzrhythmusstörungen, Bluthochdruck und auch vor Insulinresistenz und Diabetes – das sind alles Erkrankungen, für die sich unser Risiko in den Wechseljahren und in der Zeit danach deutlich erhöht.

WARUM SOLLEN WECHSELJAHRESFRAUEN KRAFTTRAINING MACHEN?

Schon ab dem 30. Lebensjahr verlieren wir Muskelmasse. Ungefähr ein Prozent unserer Muskeln geht pro Jahr verloren. Sie werden nach und nach in Fett umgewandelt. Das klingt erschreckend, ist aber ein ganz normaler physiologischer Vorgang. Beschleunigt wird dieser Muskelabbau, wenn wir uns zu wenig bewegen: Ohne Sport hätten wir bis zum 80. Lebensjahr bis zu 50 Prozent unserer Muskelmasse eingebüßt. Sie können sich vorstellen, was das für Folgen für unseren Körper hätte. Unsere komplette Körperstabilität wäre gefährdet, normale Bewegungsabläufe wären nur noch unter großer Anstrengung möglich, es bestünde akute Sturzgefahr und weniger Muskelmasse bedeutet auch, dass Stoffwechsel und Energieverbrauch heruntergefahren werden.

Doch so weit muss es nicht kommen. In jedem Alter lässt sich

Muskelabbau durch regelmäßiges Krafttraining aufhalten und sogar umkehren. Dafür gilt es, die Muskulatur gezielt zu trainieren. Zumal sich auch der Östrogenmangel in der Postmenopause negativ auf die Muskelmasse auswirkt: Durch den Östrogenmangel nimmt die Fettmasse im Muskel zu und die Muskelfasern können sich schlechter zusammenziehen: Die Kontraktilität lässt nach. Krafttraining wirkt der Muskelverfettung entgegen und sorgt für mehr Stabilität, lässt uns aufrechter gehen, erleichtert unsere Alltagsbewegungen. Wir bleiben fitter. Außerdem verbrauchen wir mit mehr Muskeln mehr Kalorien. Dadurch fällt es uns leichter, auch in den Wechseljahren unser Gewicht zu halten und Bauchfett abzubauen. Und wir dürfen unsere Knochen nicht vergessen. Regelmäßiges Krafttraining fördert unsere Knochengesundheit und schützt vor Knochenschwund, der Osteoporose. Denn unsere Knochen benötigen nicht nur Vitamin D3, Kalzium und Östrogen, sie müssen, um wachsen zu können, auch gegen einen Widerstand anarbeiten – und dafür brauchen wir Muskeln. »Use it or lose it«, lautet auch hier die Devise. Die Knochendichte wird durch Krafttraining erhöht und damit der Knochen widerstandsfähiger.

Wussten Sie schon?

Muskeln sind unser Langlebigkeitsorgan. Gut trainierte Muskeln können Alterungsprozesse verlangsamen und das Risiko für Demenz verringern. Muskeltraining macht uns fitter im Denken. Muskeln bringen unseren Stoffwechsel und unser Immunsystem auf Trab und schützen unser Herz. Krafttraining verringert ebenso wie Ausdauertraining unser Risiko, an Krebs zu erkranken, und verbessert die Prognose von Krebspatientinnen deutlich.

Eine Metaanalyse aus Großbritannien von 2023 belegt, dass bestimmte Übungen aus dem Krafttraining eine besonders gute Wirkung auf unseren Blutdruck haben. Die Rede ist von den isometrischen Übungen. Diese zeigen sogar eine deutlich bessere Wirkung als das Ausdauertraining, das man bisher Patientinnen und Patienten mit Bluthochdruck empfohlen hat. Bei isometrischen Übungen werden bestimmte Muskelgruppen für längere Zeit ohne Bewegung angespannt. Sicher kennen Sie die sogenannten Planks, Liegestütze auf den Unterarmen, bei denen den Körper wie ein Brett komplett anspannt bleibt und die starre Position für einige Sekunden oder Minuten gehalten wird. Ein anderer Klassiker ist der Wandsitz. Man lehnt mit geradem Rücken an der Wand und die Beine bilden einen rechten Winkel, als würde man auf einem Stuhl sitzen. In der Studie hielten die Probandinnen und Probanden die Position für zwei Minuten. In dieser Zeit erhöhte sich die Muskelspannung deutlich. In der anschließenden Entspannung kam es zu einem erhöhten Blutfluss in den Gefäßen. Nach zwei Wochen regelmäßigen Übens hatte sich bei den Studienteilnehmerinnen und -teilnehmern der Bluthochdruck bereits deutlich verbessert. Empfohlen werden deshalb dreimal pro Woche vier Einheiten mit jeweils zwei Minuten.

WIE VIEL MUSS ICH MICH IN DER WOCHE BEWEGEN?

Haben Sie schon von der 10 000-Schritte-Regel gehört? 10 000 Schritte, die man täglich gehen soll, um gesund zu bleiben? Das sind je nach Schrittlänge sechs bis acht Kilometer. Im normalen Alltag ist das oft nicht zu schaffen. Deshalb sind die neuesten Erkenntnisse zum Thema Alltagsbewegung sehr ermutigend. Denn eine Metaanalyse belegt, dass bereits 4000 Schritte täglich ausreichen, um unser Krankheitsrisiko deutlich zu verringern. Hierbei wurden insgesamt 17 Studien mit Daten von knapp 227 000 Personen ausgewertet. Man fand heraus, dass tägliches Gehen direkten Einfluss auf ein längeres und gesünderes Leben hat, und zwar unabhängig von Alter, Geschlecht und Wohnort. Im Übrigen gab es nie einen wissenschaftlichen Beleg für die 10 000-Schritte-Theorie. Stattdessen hat sich hier die clevere Marketingstrategie eines japanischen Unternehmens verselbstständigt. Die Firma Yamasa brachte 1964 den ersten tragbaren Schrittzähler auf den Markt, der den Namen »Manpo-kei« trug, was so viel wie »10 000-Schritte-Zähler« bedeutet.

Wussten Sie schon?

Dies sind die Empfehlungen der WHO zur körperlichen Bewegung:

- Erwachsene sollten sich pro Woche mindestens 150 Minuten moderat bewegen oder 75 Minuten intensiv. Beide Intensitätsvarianten können auch gemischt werden.
- Unter moderater Bewegung versteht man beispielsweise zügiges Spazierengehen, Walken oder mit dem Rad zur Arbeit fahren.
- Intensive Bewegungen sind zum Beispiel Joggen, schnelles Radfahren oder HIT (High-Intensity-Training).
- Eine Sporteinheit sollte mindestens 10 Minuten dauern.
- Ein Muskelaufbautraining sollte mindestens zweimal die Woche durchgeführt werden.

Da bei körperlicher Bewegung und deren Nutzen für unsere Gesundheit eine eindeutige Dosis-Wirkung-Beziehung besteht, rät der deutsche Sportwissenschaftler Ingo Froböse sogar, die Bewegungsempfehlung der WHO auf 300 Minuten zu verdoppeln. Aber wie immer gilt, es muss auch irgendwie in unseren Alltag passen. Deshalb: Kleine Ziele sind besser als unerreichbare Ziele.

KAPITEL 7

Ernähre ich mich falsch?

WARUM IST DIE RICHTIGE ERNÄHRUNG SO WICHTIG?

Die Ernährung ist die letzte wichtige Säule für unsere nächsten gesunden Lebensjahrzehnte. Neben Bewegung und Entspannung ist es von entscheidender Bedeutung, was wir essen. Grundsätzlich geht es darum, unseren Körper ausgewogen und mit gesunden Nährstoffen zu versorgen. Vielfalt wird das neue Motto unserer Ernährung!

Doch warum sollten wir uns gerade in den Wechseljahren nochmal unsere Ernährung so genau anschauen? Es ist eine Tatsache, dass ab der Lebensmitte die Wahrscheinlichkeit für chronische Erkrankungen, Herzinfarkte, Schlaganfälle und auch für eine Krebserkrankung steigt. Das ist Teil des natürlichen Alterungsprozesses. Bei uns Frauen kommt aber nun auch noch der Östrogenmangel nach der Menopause hinzu. Das Östrogen hat viele Jahre verschiedene Abläufe in unserem Körper positiv beeinflusst, auch unseren Stoffwechsel und unser Darmmikrobiom. Und wenn dieser Schutzfaktor wegfällt, ist es umso wichtiger, dass wir durch unseren Lebensstil dem Risiko für bestimmte Krankheiten entgegenwirken. Der Ernährung kommt hierbei neben der Bewegung eine zentrale Bedeutung zu. Denn sie beeinflusst entzündliche Prozesse in unserem Körper, die Auslöser für Arteriosklerose, Herzinfarkt, Krebs, Demenz und andere Krankheiten sein können.

WIE SIEHT DENN NUN GESUNDE ERNÄHRUNG AUS?

Viele von uns denken wahrscheinlich, dass sie sich doch schon sehr bewusst und gesund ernähren. Doch wenn man genauer hinschaut, kann man meist noch einiges verändern und verbessern. Leider haben sich unsere Essgewohnheiten in den letzten Jahrzehnten nicht zum Besseren gewandelt: Hoch verarbeitete Lebensmittel, kalorienreiche Snacks und Getränke mit viel Zucker, viele Fertiggerichte, zu viel Nudel- und Reisgerichte und zu wenig Gemüse, Obst und Ballaststoffe. Eine pflanzlich basierte Ernährung wie von Experten empfohlen schafft in Deutschland nur jeder Dritte. Fragt man Ernährungswissenschaftler und -wissenschaftlerinnen, wie die optimale Ernährung aussieht, ist oft von der mediterranen Diät die Rede. Darunter versteht man eine Ernährung, bestehend aus viel Gemüse, Hülsenfrüchten, Obst, Nüssen, Saaten, Olivenöl, Fisch und Meeresfrüchten. Diese Art der Ernährung ist gründlich erforscht und eine signifikante Verbesserung der Gesamtsterblichkeit, eine Verringerung von Herz-Kreislauf-Erkrankungen, Krebs- und neurodegenerativen Erkrankungen wie Demenz ist hierfür gut belegt.

Doch wie sieht er nun aus, der optimale Teller? Dafür gibt es eine einfache Regel: Zwei Drittel des Tellers sollte mit pflanzlichen Lebensmitteln gefüllt sein. Damit meinen wir alle Gemüsesorten und auch Hülsenfrüchte wie Kichererbsen, Linsen, Bohnen. Gemüse und Hülsenfrüchte liefern uns wichtige Ballaststoffe und Nährstoffe. Die Deutsche Gesellschaft für Ernährung (DGE) empfiehlt Erwachsenen, 400 g Gemüse und bis zu 250 g Obst sowie insgesamt mindestens 30 g Ballaststoffe pro Tag zu essen. Dabei soll es so bunt wie möglich auf unserem Teller zugehen. Und das ist wortwörtlich gemeint. Gelbe, rote, lila, blaue, orangefarbene und viele grüne Gemüsesorten sollten dort liegen: Blattgemüse, Kohlgemüse, Knollengemüse, Pilze, Zwiebeln, eben alles, was der Gemüsestand gerade zu bieten hat. Und für all diejenigen, die Zahlen lieben: Versuchen Sie, jede Woche 30 verschiedene Lebensmittel pflanzlicher Herkunft zu essen, manche Experten sagen sogar 40. Dazu zählen auch Nüsse, Kräuter, Sprossen und fermentierte Lebensmittel. Abwechslung ist wichtig, denn so ernähren wir uns entzündungshemmend, schützen unsere Gefäße und unterstützen unser Darmmikrobiom.

Wussten Sie schon?

Ballaststoffe sind pflanzliche Faser- und Quellstoffe, die in vielen pflanzlichen Lebensmittel enthalten sind. Man unterscheidet unlösliche Ballaststoffe (Vollkornprodukte, Gemüse, Hülsenfrüchte, Nüsse) und lösliche (Gemüse, Obst, Hafer).

Unlösliche Ballaststoffe erhöhen das Stuhlvolumen, beschleunigen den Transport der Nahrung durch den Darm und unterstützen den Entgiftungsprozess. Lösliche Ballaststoffe quellen durch Flüssigkeit im Darm auf, machen dadurch länger satt und helfen, den Blutzucker- und Cholesterinspiegel zu regulieren. Sie sind sogenanntes Bakterienfutter und Grundlage für eine gesunde Bakteriengemeinschaft im Darm.

Eine ballaststoffreichere Ernährung zeigt laut der Deutschen Gesellschaft für Ernährung (DGE) schützende Wirkungen auf kardiovaskuläre Erkrankungen, Typ-2-Diabetes, Adipositas, Gesamt- und LDL-Cholesterinkonzentration, Bluthochdruck und einigen Krebserkrankungen.

Doch was ist denn nun mit Nudeln, Reis und Brot? Darf ich das noch essen? Generell ist gegen Brot, Nudeln und Reis nichts einzuwenden, wenn sie in Maßen gegessen werden. Allerdings sind Vollkornprodukte zu bevorzugen. Warum? Das erklären wir gleich.

Zunächst ein paar Worte zu den Kohlenhydraten. Kohlenhydrate sind in den letzten Jahrzehnten in Verruf geraten. Dabei sind sie unser wichtigster Energielieferant. Sie sind in einer Vielzahl von Lebensmitteln enthalten, wenn auch in unterschiedlicher Menge und Form.

Man spricht von einfachen und von komplexen Kohlenhydraten. Sie unterscheiden sich durch die Anzahl ihrer Zuckermoleküle. Im Verdauungstrakt müssen sie zuerst in Einfachzucker, also Glukose, zerlegt werden, bevor sie in die Blutbahn gelangen. Die Glukose ist der Hauptbrennstoff unserer Zellen. Sie wird mithilfe von Insulin, das unsere Bauchspeicheldrüse bei Bedarf ausschüttet, in die energiehungrigen Zellen geschleust. Allein unser Gehirn verbraucht am Tag rund 140 g davon. Ohne Kohlenhydrate funktioniert nichts in unserem Körper.

Aber es kommt darauf an, in welcher Form wir Kohlenhydrate zu uns nehmen. Einfache Kohlenhydrate kennen wir in Form von Zucker in all seinen Varianten, egal ob Rohrzucker, Honig, Agavendicksaft oder Milchzucker. Sie sind außerdem in Säften, Softdrinks, Alkohol, Weißbrot, Brötchen, Kuchen, Marmelade, Süßigkeiten, Knabbergebäck, Chips und Fast Food, aber auch in Nudeln und Reis enthalten. Einfache Kohlenhydrate haben einen hohen glykämischen Index (GI), was bedeutet: Das Nahrungsmittel liefert sehr schnell Energie und lässt den Blutzuckerspiegel steil ansteigen. Allerdings fällt er danach auch schnell wieder ab. Dieser rasche Blutzuckerabfall führt zur Ausschüttung von Stresshormonen und kann Heißhungerattacken auslösen. Wenn wir dann erneut etwas essen, wird wieder Insulin ausgeschüttet, das den Fettabbau blockiert. Deshalb wird generell auch empfohlen, zwischen den Mahlzeiten längere Essenspausen von mindestens vier bis fünf Stunden einzulegen. Wichtig: Auch ein Milchkaffee oder ein Softdrink bringt unser Insulin wieder auf Trab und unterbricht die Essenspause.

Komplexe (oder auch langkettige) Kohlenhydrate machen es dem Körper hingegen etwas schwerer, an die Energie »heranzukommen«: Bei der Verdauung werden sie langsamer aufgespalten und lassen den Blutzucker nur allmählich steigen, haben einen mittleren bis niedrigen glykämischen Index (GI) und sättigen deutlich länger. Und an dieser Stelle kommen wir zu der Erklärung, warum es einen Unterschied macht, wenn wir bei Brot, Nudeln und Reis zu Vollkornprodukten greifen: In Vollkornprodukten ist schlichtweg der Anteil an komplexen Kohlenhydraten deutlich höher als in klassischen Weißmehlprodukten. Komplexe Kohlenhydrate findet man in Gemüse, Hülsenfrüchten, Nüssen, Mandeln, Leinsamen, Kürbiskernen, Kartoffeln, Haferflocken, Quinoa, Amarant, und eben in allen Brot-, Nudel- und Reissorten auf Vollkornbasis.

Blicken wir zum Schluss noch auf unseren Vitaminlieferanten Obst. Hier gilt es hinsichtlich der Menge, die gegessen wird, Folgendes im Hinterkopf zu behalten: Obst schmeckt aufgrund des Fructosegehalts in der Regel süß. Auch Fructose gehört zu den einfachen Kohlehydraten. Sie wird aber nicht direkt im Darm aufgenommen, sondern muss zunächst in der Leber in Glukose umgewandelt werden, bevor sie Energie liefert. Ein übermäßiger Früchteverzehr kann daher möglicherweise die Leber belasten und eine Gewichtszunahme und daraus resultierende Krankheiten begünstigen. Auch die Entstehung einer nicht alkoholischen Fettleber wird mit dem Verzehr von zu viel Fructose in Verbindung gebracht. Im Allgemeinen werden zwei Portionen Obst täglich empfohlen, wobei man bei der Auswahl darauf achten sollte, zu Obstsorten mit wenig Fruchtzucker zu greifen, das sind zum Beispiel die meisten Beerenarten, Grapefruit, Pflaumen und Sauerkirschen.

WIE IST DAS MIT DEN FETTEN?

Noch vor einigen Jahren wurde vielfach der totale Fettverzicht bei Diäten proklamiert. Lebensmittel wurden für einen nahezu nicht vorhandenen Fettanteil beworben. Davon ist man mittlerweile weit entfernt. Fett macht nicht unbedingt fett. Stattdessen sind Fettsäuren ein wichtiger Nahrungsbestandteil. Sie liefern dem Körper wertvolle Energie, sind essenzielle Bausteine der Körperzellen und unterstützen den Transport fettlöslicher Vitamine. Es gibt sie in gesättigter sowie einfach und mehrfach ungesättigter Form. Allerdings: Während ungesättigte Fettsäuren (unter anderem in Olivenöl, Rapsöl, Leinöl, Chiasamen, Walnüssen, fettreichen Fischen) gemeinhin als gesund gelten, sind gesättigte Fettsäuren (zum Beispiel in Butter, Schmalz, Fleisch, Wurst, Milch, Käse, Palmöl und Kokosöl) negativ belegt. Sie werden mit einem erhöhten Risiko für Herz-Kreislauf-Krankheiten in Verbindung gebracht, einem erhöhten LDL-Cholesterinwert und der daraus entstehenden Arteriosklerose. Auch wenn dieser eindeutige Zusammenhang zwischen ungesättigten Fettsäuren und einem kardiovaskulären Risiko mittlerweile infrage gestellt wird, wird der Verzehr von Lebensmitteln mit einem hohen Anteil an gesättigten Fettsäuren nur in geringen Mengen empfohlen. Stattdessen soll man auf ungesättigte Fettsäuren zurückgreifen.

Ganz weit oben auf der Empfehlungsliste steht das Olivenöl. Olivenöl enthält nicht nur ungesättigte Fettsäuren, sondern auch viele schützende Pflanzenstoffe. Insbesondere die Polyphenole leisten einen wichtigen Beitrag für unsere Gesundheit. Sie haben eine klar antioxidative Wirkung und es gibt eine Vielzahl von Studien, die einen positiven Effekt von Olivenöl auf unser Risiko für koronare Herzerkrankungen nahelegen.

Ebenfalls empfohlen werden mehrfach ungesättigte Omega-3-Fettsäuren. Drei dieser Omega-3-Fettsäuren sind für uns Menschen besonders wichtig: erstens die pflanzliche Alpha-Linolensäure (ALA), die vom Körper nicht selbst hergestellt werden kann. Wir müssen sie über die Nahrung aufnehmen. ALA ist beispielsweise in Walnüssen, Leinsamen, Hanf und Rapsöl enthalten. Zweitens die Eicosapentaensäure (EPA) und drittens die Docosahexaensäure (DHA) – diese beiden Omega-3-Fettsäuren sind stoffwechselaktiv, das heißt, unser Körper kann sie in geringen Mengen aus der pflanzlichen Omega-3-Fettsäure ALA selbst herstellen. Besonders reichlich sind EPA und DHA aber in fettem Seefisch wie Lachs, Hering, Makrele und Sardinen enthalten. Darüber hinaus finden sich EPA und DHA in höherer Konzentration auch in winzigen Krebstierchen und bestimmten Mikroalgen wie Spirulina. Insgesamt reduzieren Omega-3-Fettsäuren Entzündungen, wirken positiv auf Bluthochdruck, machen das Blut flüssiger und verhindern so Blutgerinnsel. Studien deuten darauf hin, dass Omega-3-Fettsäuren der Alzheimer-Demenz vorbeugen können.

Abschließend müssen wir noch kurz über die Transfette sprechen. Diese Fette entstehen, wenn pflanzliche Öle besonders hoch oder besonders häufig erhitzt werden. Beim Kochen, Braten und Frittieren mit Fetten und Ölen können hohe Temperaturen die molekularen Strukturen des Fettes verändern. Transfette sind vor allem enthalten in Fast Food und Fertiggerichten wie zum Beispiel Pommes frites, Pizza und Burgern, in Backwaren wie Croissants, Berlinern und Keksen sowie in Knabbereien wie Chips, Flips und Popcorn. Diese Transfette sind ungesund. Sie erhöhen das schlechte LDL-Cholesterin, das zu Ablagerungen in den Gefäßwänden, zur Arteriosklerose, führt. Besonders gefährlich sind Transfette für Diabetikerinnen und Diabetiker sowie übergewichtige Menschen. Im Durchschnitt sollte ein Mensch nicht mehr als 2,6 g Transfette pro Tag zu sich nehmen. Ein einzelnes Croissant enthält bereits bis zu 1 g Transfette, ein Berliner sogar bis zu 2 g und eine kleine Portion Pommes frites auch schon etwa 1 g.

BRAUCHE ICH MEHR PROTEINE FÜR MEINE MUSKELN?

Brauchen wir Kohlenhydrate und Fette für die Energieversorgung, fungieren die Eiweiße als lebenswichtige Bausteine unseres Körpers. Chemisch betrachtet sind Proteine aus Aminosäuren gebildete Makromoleküle. Sie werden für den Aufbau und die Reparatur von Muskeln, Haut, Haaren, Nägeln und Organen benötigt. Außerdem wirken viele Proteine als Enzyme und sorgen dafür, dass lebenswichtige Prozesse wie Verdauung und Energiegewinnung effizient ablaufen. Sie speichern und transportieren verschiedene Substanzen im Körper, darunter Sauerstoff, Vitamine, Mineralstoffe, Hormone und andere Moleküle. Es ist also wichtig, dass wir Proteine zu uns nehmen. Zum Glück sind sie in vielen Lebensmitteln enthalten.

Die Deutsche Gesellschaft für Ernährung (DGE) empfiehlt, dass Erwachsene pro Tag 0,8 g Proteine pro Kilogramm Körpergewicht zu sich nehmen sollten. Für Leistungssportler liegt die Empfehlung bei 2 g pro Kilogramm Körpergewicht. Für Frauen in der Lebensmitte sprechen Sport- und Ernährungswissenschaftlerinnen und -wissenschaftler mittlerweile von mindestens 1,5 g Protein pro Kilogramm Körpergewicht. Das wären bei einem Gewicht von 70 kg mindestens 105 g Eiweiß pro Tag. Das heißt jetzt aber nicht, dass wir jeden Tag Unmengen Fleisch verzehren sollten. Vielmehr lohnt es, sich die breite Vielfalt von pflanzlichen Eiweißlieferanten zunutze zu machen und gezielt solche Nahrungsmittel in den täglichen Speiseplan einzubauen. Gute Eiweißlieferanten sind Eier, Magerquark, griechischer Joghurt, Käsesorten wie Parmesan, Mozzarella, Hüttenkäse, Lachs, Forellen, Garnelen, Kichererbsen, Bohnen, Linsen, Mandeln, Kürbiskerne, Tofu, Seitan und natürlich Hühnchen und mageres Fleisch. Auch in einigen Gemüsesorten wie beispielsweise Brokkoli, Spinat und Pilzen sind Proteine enthalten.

Wussten Sie schon?

Von einem häufigen Verzehr von rotem Fleisch und verarbeiteten Wurstwaren wird im Allgemeinen abgeraten. Eine Vielzahl von Studien legen einen Zusammenhang zwischen häufigem Fleischverzehr und einem erhöhten Krankheitsrisiko nahe, unter anderem für Krebserkrankungen, Herz-Kreislauf-Erkrankungen und Demenz.

Auch stehen Fleisch und Wurstwaren im Verdacht, stille Entzündungsprozesse im Körper zu fördern. Vor allem Schweinefleisch enthält viele entzündungsfördernde Fettsäuren. Die DGE empfiehlt deshalb, pro Woche maximal 300 g Fleisch zu essen.

Gerade in den Wechseljahren in der Lebensmitte sollten wir Frauen mehr Proteine zu uns nehmen. Das hat damit zu tun, dass sich unser Stoffwechsel nun verändert und verlangsamt. Wir benötigen weniger Kalorien und neigen dazu, an Gewicht zuzunehmen. Außerdem verlieren wir altersbedingt und auch wegen des Östrogenmangels zunehmend Muskelmasse und ersetzen diese durch Fettgewebe. Proteine sind nicht nur wichtig für den Muskelaufbau, sondern sie helfen uns beim Abnehmen, machen uns satt und regulieren den Blutzuckerspiegel. Sie beschleunigen den Stoffwechsel und kurbeln die Fettverbrennung an. Denn der thermische Effekt von Proteinen ist um einiges höher als der von Kohlenhydraten oder Fett. Das heißt, um Proteine zu verwerten, braucht unser Körper mehr Energie. Proteinreiches Essen steigert den Stoffwechsel um 15 bis 30 Prozent. Deshalb legen uns Expertinnen und Experten nahe, mit jeder Mahlzeit auch ausreichend Proteine zu uns zu nehmen.

▶ Brauche ich mehr Proteine für meine Muskeln?

SOLLTE ICH AUF KAFFEE UND ALKOHOL VERZICHTEN?

Diese Frage ist schwierig zu beantworten. Jede Frau muss selbst herausfinden, was ihr guttut und was nicht. Aber natürlich sind die Wechseljahre ein guter Zeitraum, bestimmte Rituale auf den Prüfstand zu stellen.

Generell wurde und wird über den richtigen Kaffeekonsum viel geschrieben. Früher hat man Menschen mit einer Herz- oder Magenerkrankung geraten, auf Kaffee zu verzichten. Heute gelten bis zu mehrere Tassen Kaffee am Tag als unbedenklich und sogar als gesundheitsfördernd. Letzteres wird den Polyphenolen im Kaffee zugeschrieben, die eine antioxidative Wirkung haben. Die Studienlage ist aber sehr breit gestreut und die Ergebnisse sind zum Teil widersprüchlich, was auch daran liegen dürfte, dass Kaffee nicht gleich Kaffee ist. Anbauform, Kaffeesorte, Röstung und vor allem auch die Zubereitung variieren stark – ein Espresso bewirkt sicher anderes als ein klassischer Filterkaffee in unserem Körper. Und es macht einen Unterschied, ob man den Kaffee mit oder ohne Milch trinkt. Grundsätzlich gibt es aber mehr Belege für einen Nutzen als für einen Schaden durch Kaffee.

Wer von uns früher rund um die Uhr Kaffee trinken konnte und abends trotzdem gut eingeschlafen ist, stellt jetzt im Wechsel vielleicht fest, dass das alles nicht mehr so perfekt funktioniert. Es gibt nämlich große Unterschiede, wie schnell unser Körper das Koffein verstoffwechselt. Die Halbwertzeit des Koffeins in der Blutbahn beträgt im Durchschnitt vier Stunden. Es kann aber auch bis zu sechs Stunden dauern. Möglicherweise verändert sich die Verstoffwechselung auch mit zunehmendem Alter. Frauen mit Schlafproblemen sollten ihren letzten Kaffee deshalb am frühen Nachmittag trinken. Auch Frauen, die in der Perimenopause unter plötzlichem Herzrasen und Herzstolpern leiden, werden sich wahrscheinlich entscheiden, weniger Kaffee zu trinken. Denn das Koffein stimuliert unseren Sympathikus, den Aktivitätsnerv, und kann kurzfristig den Blutdruck und den Puls ansteigen lassen. Viele reagieren in dieser hormonellen Umstellungsphase auch etwas sensibler auf Kaffee. Bei manchen kann sich der Magen beim Kaffeekonsum durch Sodbrennen oder Magenschmerzen bemerkbar machen. Andererseits regt Kaffee die Verdauung an. Wie bei vielem gilt daher: Jede von uns reagiert unterschiedlich, jede muss für sich entscheiden.

Und wie verhält es sich denn nun mit dem Alkohol? Hierzu ist die Meinung der Weltgesundheitsorganisation WHO mittlerweile eindeutig. Es gibt keine gesundheitlich unbedenkliche Menge an Alkohol. Das Glas Rotwein am Abend, das unser Herz schützt und uns alt werden lässt, ist eine Legende. Alkohol ist eine toxische, psychoaktive und süchtig machende Substanz. Alkoholkonsum begünstigt die Entstehung einer ganzen Reihe von Krebsarten, darunter die häufigsten Formen bei Frauen wie Brustkrebs und Darmkrebs. Das ist für die meisten wahrscheinlich nicht neu, und trotzdem trinken wir Alkohol. Denn er ist Teil unserer Alltagskultur und unseres sozialen Miteinanders. Übrigens ist Alkohol das einzige Suchtmittel, bei dem man sich rechtfertigen muss, wenn man es nicht zu sich nimmt. Das kann durchaus hinterfragt werden – ist aber in unserer Gesellschaft noch ein Fakt.

Doch zurück zu uns Frauen in den Wechseljahren. Vielleicht haben einige von euch schon bemerkt, dass sie Alkohol jetzt schlechter vertragen. Schon geringe Mengen können zu Problemen führen. Die Ursachen können im veränderten Stoffwechsel, dem hormonellen Ungleichgewicht und einer verlangsamten Leberfunktion liegen. Außerdem beeinflusst Alkohol nun merklich unser vegetatives Nervensystem. So berichten Frauen, dass sie nach Alkoholkonsum am Abend nächtliches Herzrasen bekommen. Auch Hitzewallungen und Schweißausbrüche können durch Alkohol verstärkt werden. Zudem verschlechtert sich unser Schlaf. Durch den Alkoholkonsum verkürzen sich die Tiefschlafphasen, was bedeutet: Wir fühlen uns am nächsten Morgen nicht sonderlich erholt und ausgeschlafen.

Da vielleicht die meisten von uns nicht generell auf Alkohol verzichten möchten, bringen Ernährungsberaterinnen und -berater auch gerne die 80:20-Regel ins Spiel. Das heißt: Wir ernähren uns zu 80 Prozent gesund und ausgewogen, um dann 20 Prozent Spielraum zu haben, um auch mal Ungesundes zu genießen. Denn natürlich gibt es abendliche Esseneinladungen, Geburtstagsfeiern mit Alkohol und Kaffeeklatsch mit Kuchen bei der besten Freundin.

WERDEN DURCH DIE RICHTIGE ERNÄHRUNG MEINE WECHSELJAHRES-BESCHWERDEN BESSER?

Die Symptome der Wechseljahre sind, wie wir wissen, vielfältig, haben unterschiedliche Ursachen und jede Frau empfindet andere als besonders belastend. Eine Umstellung unserer Ernährung auf vorrangig pflanzliche Lebensmittel, reich an Ballaststoffen, komplexen Kohlenhydraten, gesunden Fetten und Proteinen, ist aber in jedem Fall ein »Gamechanger«. Denn diese Art der Ernährung verändert unseren Stoffwechsel und kann uns vor vielen Erkrankungen bewahren, für die wir in der Lebensmitte anfälliger werden. Seien es Herz-Kreislauf-Erkrankungen, der Bluthochdruck, die Insulinresistenz oder auch neurodegenerative Krankheiten. Und nicht zu vergessen sind die guten Effekte auf unser Darmmikrobiom.

Was die Hitzewallungen anbelangt, konnte eine US-Studie einen deutlich positiven Effekt durch eine Ernährungsumstellung zeigen. Nach zwölf Wochen unter pflanzlicher Diät hatten sich Häufigkeit und Schwere der Hitzewallungen bei den Studienteilnehmerinnen um bis zu 88 Prozent verringert. Das kann zum einen damit zusammenhängen, dass die Frauen durch die Ernährungsumstellung Gewicht verloren haben. Zum anderen weiß man, dass vor allem Frauen mit einer Insulinresistenz verstärkt unter Hitzewallungen leiden. Indes hilft eine mediterrane Ernährung mit viel Gemüse, Vollkornprodukten, gesunden Fetten und wenig Zucker, die Insulinsensitivität zu verbessern.

Doch leider gibt es insgesamt keine guten Studien zum Thema »Ernährung und Wechseljahresbeschwerden«. So bleibt nur der Rückgriff auf Erfahrungsberichte von Frauen, die an Programmen zur Ernährungsumstellung teilgenommen haben, und diese sind durchweg positiv. Die Frauen fühlen sich fitter und wacher, haben weniger Migräne und können auch wieder besser schlafen. Möglicherweise liegt das an der positiven Beeinflussung unseres Mikrobioms durch die gesunde Ernährung. Denn tatsächlich nehmen in den letzten Jahren die Belege zu, dass das Darmmikrobiom eine wichtige Rolle bei der Regulierung des Östrogenstoffwechsels spielt.

Östrogen wird in der fertilen Phase dauerhaft in den Eierstöcken produziert und in den Blutkreislauf abgegeben. Auf diesem Weg wandert es auch in die Leber, wo es verstoffwechselt wird, um dann in den Darm abgegeben zu werden. Dort warten Mikroorganismen und Enzyme darauf, das verstoffwechselte Östrogen von der Glucuronsäure zu befreien und es wieder zurück in den Blutkreislauf einzubringen. Durch diese Umwandlung wird ein gleichmäßiger Östrogenspiegel im Körper gehalten. Wie gut das funktioniert, hängt vermutlich von der Zusammensetzung und dem Gleichgewicht des Darmmikrobioms ab. Der Darm scheint also eine entscheidende Rolle für einen gesunden Östrogenstoffwechsel und eine gesunde Östrogenentgiftung zu spielen.

Wie groß sein Einfluss auf bestimmte östrogenbedingte Krankheiten wie zum Beispiel die Endometriose ist, untersucht aktuell der Forschungsverbund HoPE unter der Leitung der Universität Ulm. Zum Untersuchungsgegenstand gehören neben Stress- und Ernährungsfaktoren, Immunsystem und Nahrungsintoleranzen das Darmmikrobiom und eben auch das Östrobolom, die Gesamtheit der Bakterien, die an der Regulation des Östrogenhaushalts beteiligt sind. Ziel ist es, innovative Ernährungskonzepte für Frauen mit Endometriose zu entwickeln.

Fest steht aber: Bestimmte Ernährungs- und Lebensstilfaktoren können unser Darmmikrobiom stören. Dazu zählen ein unausgewogener Blutzuckerspiegel, Antibiotika, die Aufnahme von zu viel Zucker, ein Mangel an Ballaststoffen, übermäßiger Alkoholkonsum, Bewegungsmangel, zu wenig Schlaf und chronischer Stress.

WAS KANN ICH MEINEM DARM GUTES TUN?

Die Mikrobiomforschung ist eine noch junge Wissenschaft und existiert ungefähr seit 30 Jahren. Als Mikrobiom versteht man die Gesamtheit der Mikroorganismen und deren Produkte, die unseren Körper besiedeln. Neben dem Mikrobiom im Darm kennen wir auch das Mikrobiom der Mundhöhle, der Haut und das urogenitale Mikrobiom. Das Mikrobiom eines Menschen ist sehr individuell und wird schon bei der Geburt durch die Mutter und später durch die Ernährung und unseren Lebensraum geprägt. Die Zusammensetzung ist bei jedem Menschen einzigartig, weswegen auch von einem »mikrobiellen Fingerabdruck« gesprochen wird. Die Mitglieder einer Familie, die in einem Haushalt zusammenleben, haben aber meist ein sehr ähnliches Mikrobiom.

Das Darmmikrobiom ist unser wichtigstes Mikrobiom und wiegt bis zu zwei Kilogramm. Es befindet sich im Dickdarm und enthält Milliarden sehr unterschiedlicher Mikroorganismen, darunter hauptsächlich Bakterien, aber auch Archaeen, Pilze und Protozoen. Ein Mikrobiom wird als gesund bezeichnet, wenn es möglichst viele verschiedene Arten in einem ausgewogenen Verhältnis enthält. Verarmt es oder gerät in Ungleichgewicht, kann es vermutlich verschiedenste Krankheiten verursachen. Dazu zählen chronisch entzündliche Darmerkrankungen, Allergien, Autoimmunerkrankungen, Adipositas, Diabetes, Depressionen, Demenz und Krebserkrankungen und vieles mehr. Der Darm ist somit nicht nur der Ort der Verdauung und der Nährstoffaufnahme, sondern auch ein wichtiger Teil unseres Immunsystems.

Mit zunehmendem Alter verändern sich die Zusammensetzung und die Vielfalt unseres Mikrobioms. Bei uns Frauen hängt das auch mit der Postmenopause und dem darauffolgenden Mangel an Östrogen und Progesteron zusammen. So konnten Studien zeigen, dass es in der Postmenopause zu einem veränderten Verhältnis zwischen Firmicutes- und Bacteroidetes-Bakterien kommt, wobei Bacteroidetes tendenziell als »Schlankmacher« und Firmicutes als »Dickmacher« gelten. Idealerweise ist das Verhältnis zwischen den beiden Bakterienarten ausgeglichen. Studien zeigen, dass sich dieses nun zugunsten der »Dickmacher-Bakterien« verschiebt, was zur Gewichtszunahme beitragen könnte, über die Frauen in den Wechseljahren berichten. Außerdem vermindert sich durch das veränderte Darmmikrobiom auch die Produktion kurzkettiger Fettsäuren, von denen sich vor allem die Darmbakterien ernähren, die uns vor Entzündungen und Autoimmunerkrankungen schützen.

Doch was können wir unserem Darm jetzt Gutes tun? Und wie tricksen wir die »Dickmacher-Bakterien« aus? Der Schlüssel liegt in dem, was und wie viel wir essen. Erste Orientierung haben wir dazu schon in den Ausführungen zur mediterranen pflanzlich basierten Ernährung gegeben. Dadurch nehmen wir viele Ballaststoffe auf, die den »Schlankmacher-Bakterien« als Nahrungsquelle dienen. Und vielleicht haben Sie schon mal was von »resistenter Stärke« gehört. Diese enthält ebenfalls gute Ballaststoffe und entsteht, wenn man beispielsweise Kartoffeln, Reis und Nudeln mindestens 12 Stunden nach dem Kochen abkühlen lässt.

► Was kann ich meinem Darm Gutes tun?

Außerdem benötigt ein gesundes Darmmikrobiom täglich Präbiotika und Probiotika. Präbiotika sind unverdauliche Nahrungsbestandteile, die den Bakterien einerseits als Futter dienen und andererseits den Darm »aufräumen«. Viele Ballaststoffe zählen zu den Präbiotika. Diese sind unter anderem in Chicorée, Schwarzwurzel, Möhren, Spargel, Lauch, Zwiebeln, Knoblauch und Hülsenfrüchten enthalten. Unter Probiotika versteht man Produkte, die lebende Mikroorganismen wie Milchsäurebakterien oder Hefen enthalten. Die bekanntesten Bakterien sind Laktobazillen (Milchsäurebakterien). Sie kommen in fermentierten Speisen wie Sauerkraut, Sauerkrautsaft, Kimchi, Kombucha, Apfelessig oder in Joghurt und Kefir vor und sollten täglich gegessen werden.

Wichtig für den Darm ist nicht allein, dass man gute, gesunde Lebensmittel isst, sondern auch, dass Sie beim Essen auf eine große Vielfalt achten. Denn ähnlich wie wir Menschen haben auch Pflanzen ein ganz eigenes Mikrobiom und liefern uns deshalb bei ihrem Verzehr auch sehr unterschiedliche Mikroorganismen. Gute Forschungsergebnisse gibt es unter anderem zum Apfel: Jeder Apfel enthält etwa 100 Millionen Mikroorganismen Hunderter verschiedener Arten, die wir aufnehmen, wenn wir einen Apfel essen. Ihr Darm freut sich über eine solche Abwechslung. Was Ihrem Darmmikrobiom hingegen nicht gefällt, sind Zucker, Alkohol, Fast Food, verarbeitete Fleischprodukte, konservierte Lebensmittel und einige Zuckeraustauschprodukte.

KAPITEL 8

Was erwartet mich nach der Menopause?

IST DER SPUK NACH DER LETZTEN BLUTUNG VORBEI?

Während einige wenige Frauen so gut wie nichts von der Hormonumstellung in ihrem Körper mitbekommen, plagen sich viele Frauen mit ganz unterschiedlichen und unterschiedlich starken Symptomen herum. Die Studie MenoSupport hat ergeben, dass zehn Prozent der Frauen in der Perimenopause ihren Job kündigen, so groß sind ihre Belastungen durch die Hormonschwankungen und das Durcheinander der Botenstoffe im Gehirn. Die gute Nachricht ist: Diese Schwankungen haben irgendwann ein Ende. Mit der letzten Blutung ziehen wieder etwas Ruhe und Konstanz ein. Das heißt, für Frauen, die vor allem unter dem hormonellen Auf und Ab gelitten haben, wird es in der Postmenopause definitiv leichter.

Doch jetzt, wo die Eierstöcke nicht mehr arbeiten, lauert die nächste Herausforderung: der dauerhafte Östrogenmangel. Zwar können die letzten Eizellreserven in den Eierstöcken noch ein paar Jahre geringe Mengen Östrogen abgeben, doch mit den Hormonspiegeln der fruchtbaren Phase ist das überhaupt nicht vergleichbar. Typisches Symptom des Östrogenmangels sind die Hitzewallungen, mit denen es nach der Menopause erst so richtig losgeht. Laut einer Studie der US-amerikanischen Mayo-Clinic leiden 60 Prozent der über 60-jährigen Frauen noch unter Hitzewallungen. Im Schnitt hält dieses Symptom sieben Jahre an. Bei manchen Frauen hören sie selbst im hohen Alter nicht auf. Woran das genau liegt, ist nicht geklärt. Studien zeigen allerdings, dass Frauen mit Übergewicht und einer Insulinresistenz besonders stark und besonders lang von Hitzewallungen und Schweißausbrüchen heimgesucht werden.

Auch die Atrophie, die Trockenheit und die Rückbildung von Vulva und Vagina, ist eine Folge des fehlenden Östrogens. Ein Symptom, das mit zunehmendem Alter ausnahmslos jede Frau betrifft, auch wenn nicht alle Frauen gleich stark darunter leiden. Zudem verliert unser Bindegewebe, je älter wir werden, an Elastizität und Stabilität. Die Mischung aus fehlendem Östrogen an den Nervenendigungen der Harnröhre und der fortschreitenden Beckenbodenschwäche führt bei vielen Frauen zu Inkontinenz. Jede dritte Frau zwischen 45 und 59 Jahren hat nachweislich damit Probleme. Bei den über 60-Jährigen ist es bereits jede zweite.

Wer gegen die vaginale Atrophie und deren Folgen etwas unternehmen möchte, sollte zu einer vaginalen Östriolcreme oder -zäpfchen greifen, die auch noch bis ins hohe Alter angewendet werden können. Und auch gegen Inkontinenz gibt es mittlerweile unterschiedliche Therapieformen, die gut helfen.

Wussten Sie schon?

Therapieansätze bei Drang- und Stressinkontinenz im Überblick:

- Beckenbodentraining
- Training mit sogenannten Konen
- Elektrostimulation und Biofeedbacktraining
- Lasertherapie, um die Kollagenproduktion anzuregen
- Einsatz von Pessaren
- Medikamentöse Behandlung gegen verstärkten Harndrang
- Verschiedene operative Verfahren

WELCHE GESUNDHEITLICHEN RISIKEN MUSS ICH JETZT IM BLICK HABEN?

Unsere Hormone haben uns die letzten Jahrzehnte in vielerlei Hinsicht gut geschützt. Östrogen hat unsere Gefäße geschmeidig gehalten, unseren Fett- und Zuckerstoffwechsel reguliert und beim Aufbau und Erhalt unserer Knochenstruktur mitgeholfen. Jetzt in der Postmenopause, wenn unser Körper kein Östrogen mehr produziert, wird unser Risiko für Herz-Kreislauf-Erkrankungen wie Bluthochdruck, Herzinfarkt und Schlaganfall höher, die Cholesterinwerte steigen, die Insulinresistenz nimmt zu und damit das Risiko für einen Typ-2-Diabetes und *last not least* verringert sich unsere Knochendichte, was das Osteoporoserisiko fördert. Angesichts dieser Aussichten ist es wichtig, die eigene Familiengeschichte zu rekapitulieren: Von welchen dieser Erkrankungen waren schon die Eltern und die Großeltern betroffen? Wie sieht es vielleicht bei den Geschwistern aus?

Vor allem, wenn in der Familie Herz-Kreislauf-Erkrankungen gehäuft aufgetreten sind, ist es ratsam, das Lipoprotein(a) bestimmen zu lassen. LP(a) wirkt proentzündlich, verstärkt die Blutgerinnung und fördert die Einlagerung von Plaques. Menschen mit erhöhtem Lp(a) haben daher ein deutlich erhöhtes Risiko für Herzinfarkte und Schlaganfälle. Eigentlich heißt es, dass der Wert nur ein einziges Mal im Leben gemessen werden muss: Entweder hat man dieses Risiko und das Lp(a) ist erhöht, oder man hat es nicht und der Lp(a)- Spiegel ist niedrig und bleibt es auch. Neue Studien haben jedoch ergeben, dass das Lipoprotein(a) bei Frauen nach der Menopause auch ansteigen kann. Daher sollten Frauen mit entsprechender genetischer Veranlagung diesen Wert einmal prüfen lassen. Ein Medikament zur Senkung des Lp(a)-Werts wird es demnächst geben, aktuell besteht die Behandlungsstrategie darin, frühzeitig Herz-Kontrolluntersuchungen zu machen und den LDL-Wert durch ein sogenanntes Statin streng einzustellen.

Wussten Sie schon?

Das sollten Sie in der Postmenopause im Auge haben: Blutdruck, Fettstoffwechselwerte (Gesamtcholesterin, HDL- und LDL-Cholesterin, Triglyzeride) und gegebenenfalls Lp(a)-Wert, EKG, eventuell Wanddicke der Halsschlagader, Blutzucker und Blutzuckerlangzeitwert HbA1c sowie Knochendichte.

Wie groß das Risiko für all die eingangs aufgezählten Erkrankungen ist, hängt wie gesagt zum einen von der genetischen Veranlagung ab, zum anderen beeinflussen wir durch unseren Lebensstil maßgeblich unsere Gesundheit. Wie ernähre ich mich? Wie viel bewege ich mich? Habe ich bereits Übergewicht? Nimmt mein viszerales Bauchfett stetig zu? Das alles sind Fragen, die wir uns in der zweiten Lebenshälfte stellen sollten.

Das zeigt auch ein Blick in die Todesursachen-Statistik von 2021. In jenem Jahr sind 340 619 Menschen an Herz-Kreislauf-Erkrankungen gestorben – davon waren 47 Prozent Männer und 53 Prozent Frauen. Frauen haben die Männer diesbezüglich also überholt.

Und auch Herzinfarkte enden bei Frauen häufiger tödlich. Das liegt mitunter daran, dass sie selbst die Symptome oft nicht richtig zuordnen und sich deshalb deutlich später medizinische Hilfe holen. Den Ernst der Lage zu erkennen, ist auch nicht einfach, denn die Symptome bei Frauen sind oft anders geartet als die der Männer. Selbst Ärztinnen und Ärzte sehen manchmal nicht sofort, was eigentlich los ist.

Wussten Sie schon?

Herzinfarkte bei Frauen werden oft nicht früh genug erkannt, da die Symptome häufig anders sind als bei Männern. Klassische Symptome wie massives Engegefühl, Schmerzen in der Brust, die in Arme, Oberbauch, Hals und Kiefer ausstrahlen, und Schmerzen zwischen den Schulterblättern sind eher bei Männern zu finden.

Frauen klagen eher über unspezifische Symptome:

- Müdigkeit, Schwäche bis hin zu extremer Erschöpfung
- Schwindel
- Übelkeit, Erbrechen
- Schmerzen im Oberbauch
- schmerzende Arme oder Brustkorb
- plötzliche Kiefer-, Nacken- oder Rückenschmerzen (zum Beispiel zwischen den Schulterblättern)
- Benommenheit und Bewusstlosigkeit

Der Hauptrisikofaktor für die Entstehung von Herz-Kreislauf-Erkrankungen wie Herzinfarkt, Schlaganfall oder Herzinsuffizienz ist ein hoher Blutdruck. Ab 65 Jahren wird er deutlich häufiger bei Frauen als bei Männern diagnostiziert. Deshalb ist es gerade jetzt in der Postmenopause essenziell, den Blutdruck im Blick zu behalten und wenn nötig behandeln zu lassen. Natürlich helfen auch eine herzgesunde Ernährung und Bewegung. Da eine solche Änderung des Lebensstils allerdings erst nach einer Weile Wirkung zeigt, sollten Frauen nicht zögern, blutdrucksenkende Medikamente einzunehmen. Hält die gesunde Lebensweise an, kann die Dosis der Medikamente oft angepasst werden. Übrigens sind die negativen Auswirkungen des Rauchens auf die Herzgesundheit bei Frauen ausgeprägter als bei Männern. So reicht schon eine geringere Menge Zigarettenrauch aus, um die Gefäßsteifigkeit bei Frauen zu erhöhen.

Auch Übergewicht gilt als einer der größten Risikofaktoren für Herz- und Gefäßerkrankungen. Nach der »Studie zur Gesundheit Erwachsener in Deutschland« des Robert Koch-Instituts sind 53 Prozent aller Frauen in Deutschland übergewichtig, 24 Prozent bereits adipös. Die Neigung zur Adipositas nimmt im Alter zu. Auf die besondere Gefahr durch das viszerale Bauchfett sind wir bereits in Kapitel 2 ausführlich eingegangen. Bauchfett schüttet unter anderem Botenstoffe aus, die bestimmte Entzündungszellen stimulieren und die Typ-2-

Diabetes, Arteriosklerose und Bluthochdruck auslösen können. Eine Art Teufelskreis kommt in Gang, der sich, wie Mediziner es nennen, als »metabolisches Syndrom« manifestiert. Daraus entwickelt sich mit fortschreitendem Alter häufig eine Herzschwäche.

Wussten Sie schon?

Das metabolische Syndrom bezeichnet ein Bündel von vier Risikofaktoren für Herz-Kreislauf-Erkrankungen: viszerales Bauchfett, hohe Blutzucker- und Blutfettwerte sowie Bluthochdruck. Jeder dieser Faktoren allein steigert schon das Risiko für Gefäßerkrankungen wie Arteriosklerose. Doch zusammen erhöhen sie das Risiko für Schlaganfall und Herzinfarkt drastisch. Deshalb nennt man sie auch »das tödliche Quartett«.

Häufig mündet das metabolische Syndrom in einen manifesten Typ-2-Diabetes, der Nerven- und Organschäden nach sich ziehen kann. Faktoren wie körperliche Inaktivität, Stress, Rauchen und Alkohol fördern die Entstehung des metabolischen Syndroms.

WELCHE VORSORGEUNTERSUCHUNGEN MUSS ICH KÜNFTIG MACHEN?

Auch wenn man die Menopause schon hinter sich hat und nicht mehr blutet, sollte jede Frau weiterhin regelmäßig zur Frauenärztin oder zum Frauenarzt gehen. Denn gerade die Vorsorgeuntersuchungen mit PAP-Test und HPV-Test und dem Abtasten von Brust und Unterbauch sind immer noch wichtig. Die meisten Untersuchungen werden von den Krankenkassen übernommen, manche müssen Sie selbst bezahlen.

Um die Gefahr des Brustkrebses so gut wie möglich einzudämmen, sollten Sie, auch wenn Sie keine Hormontherapie machen, regelmäßig die Brust untersuchen lassen, gerne auch mit einem jährlichen Brustultraschall, den allerdings die gesetzlichen Kassen im Regelfall nicht übernehmen. Wenn man Hormone nimmt, ist diese Kontrolle eigentlich Pflicht. Und bitte unbedingt alle zwei Jahre am Mammografie-Screening teilnehmen! Zugegeben, die Untersuchung ist manchmal unangenehm, es drückt und tut weh. Aber das Screening hilft ungemein dabei, Brustkrebs frühzeitig zu erkennen. Und Sie wissen ja, ältere Frauen sind noch häufiger betroffen. Deshalb wurde die Altersgrenze für das Screening jetzt auf 75 Jahre ausgeweitet. Unter einer Hormontherapie ist es auch durchaus sinnvoll, die Gebärmutterschleimhaut gelegentlich per Ultraschall anschauen zu lassen, vor allem aber, wenn es überraschend zu Blutungen kommt.

Auch das Darmkrebsrisiko steigt mit zunehmendem Alter. Das ist der zweithäufigste Krebs bei Frauen. Von Ihrer Frauenärztin oder Ihrem Frauenarzt bekommen Sie ab 50 regelmäßig ein Röhrchen für eine Stuhlprobe mit. Nutzen Sie diese Möglichkeit der Stuhluntersuchung und melden Sie sich für eine Darmspiegelung (Koloskopie) an, die ab 55 alle zehn Jahre von den Kassen empfohlen und übernommen wird. Die Koloskopie dient nicht nur einer möglichen Früherkennung, sondern kann eine echte Vorsorge sein: Während der Kontrolle können Polypen entdeckt und entfernt werden, aus denen sich über die Jahre ein Krebs entwickeln kann.

Nicht zu vergessen in Sachen Krebs: das Hautkrebs-Screening. Ab 35 hat man Anspruch darauf, alle zwei Jahre die Haut auf Auffälligkeiten untersuchen zu lassen.

Und natürlich sollten Sie auch das Check-up bei Ihrem Hausarzt oder Ihrer Hausärztin wahrnehmen, auch das ist alle drei Jahre fällig. Bei der Gelegenheit können Sie darum bitten, noch Werte wie Vitamin D3 und insbesondere bei vegetarischer und veganer Ernährung auch Ferritin (Eisenspeicher) und Vitamin B12 zu testen. Das übernimmt die Kasse zwar nicht, ist aber durchaus sinnvoll, um entsprechend zu reagieren.

WAS, WENN MEINE WECHSELJAHRES-SYMPTOME ERST NACH DER MENOPAUSE AUFGETRETEN SIND?

Einige der Wechseljahressymptome verstärken sich erst in der Postmenopause, wenn das Östrogen dauerhaft fehlt. Bei vielen Frauen fangen zum Beispiel die Hitzewallungen mit und ohne Schweißausbrüche jetzt erst so richtig an – und bessern sich nach einigen Jahren. Andere Frauen leiden bis ins hohe Alter unter der »fliegenden Hitze«. Allerdings: Wenn Frauen berichten, dass sie erst einige Jahre nach der Menopause zum ersten Mal Wechseljahresbeschwerden wie Hitzewallungen, Schweißausbrüche und Herzrasen in der Nacht bekommen, müssen Ärztinnen und Ärzte hellhörig werden. Hier sollte dringend nach anderen Ursachen gefahndet werden. Auch eine Schilddrüsenerkrankung, Bluthochdruck oder Blutdruckspitzen in der Nacht, eine Insulinresistenz oder Typ-2-Diabetes können für Hitzewallungen, Herzrasen, Engegefühl in der Brust verantwortlich sein. Bitte nehmen Sie das unbedingt ernst und lassen Sie all diese Dinge abchecken.

WANN MUSS ICH MICH UM MEINE KNOCHEN KÜMMERN?

In Deutschland haben etwa sechs Millionen Menschen eine Osteoporose. 80 Prozent der Betroffenen sind weiblich, nicht zuletzt aufgrund des Östrogenmangels nach der Menopause. Denn Östrogen ist ein wichtiger Baumeister unserer Knochenstruktur und beeinflusst den Knochenstoffwechsel. Deshalb sollten wir Frauen uns spätestens ab der Postmenopause stärker um unsere Knochen kümmern. Wenn das Knochengewebe durch Osteoporose instabil wird, reichen bereits harmlose Alltagssituationen, um zum Beispiel Brüche in Wirbelkörpern zu verursachen. Ab 65 verzehnfacht sich sogar das Risiko, sich bei einem Sturz eine Fraktur des Oberschenkelhalses zuzuziehen.

Zum Glück sind wir mittlerweile gut mit Wissen versorgt, wie wir uns vor einer Osteoporose schützen können. Vieles hängt von unserer Lebensweise ab: Rauchen, Fast Food, Wurstprodukte, Alkohol, Koffein und Soft Drinks (vor allem Coca-Cola) sind regelrechte Kalziumräuber. Knochen brauchen Kalzium, Vitamin D und Bewegung. Dafür können Sie gut sorgen.

Wer in der Postmenopause sichergehen will, wie es um die eigenen Knochen bestellt ist, kann eine Knochendichtemessung machen lassen. Eine Folgemessung ein paar Jahre später kann im Vergleich der Ergebnisse gut Auskunft darüber geben, ob Sie zu den Frauen gehören, die schnell Knochenmasse verlieren oder nicht.

Hilft es meinen Knochen, wenn ich gefährdet bin und deshalb Östrogen nehmen will? Die Antwort ist: Ja. Bei Frauen, die wegen anderer Wechseljahresbeschwerden eine Hormontherapie bekommen haben, konnten eindeutige positive Effekte nachgewiesen werden. Bereits kleine Mengen von Östrogen können die Knochendichte stabilisieren. Bei höherer Dosierung kann sich die Knochendichte sogar wieder verbessern.

Aber Achtung: Trotzdem wird die Hormontherapie bei Osteoporose von den Fachgesellschaften nicht als Therapie der »Ersten Wahl« empfohlen. In der Leitlinie des Dachverbandes der Deutschsprachigen Wissenschaftlichen Osteologischen Gesellschaften e.V. aus dem Jahr 2023 wird zwar der positive Effekt einer Hormontherapie auf das Frakturrisiko von Frauen bestätigt. Der Einsatz von Östrogen wird aber wegen der möglichen Risiken einer solchen Therapie nicht grundsätzlich angeraten, sondern nur dann, wenn gleichzeitig klimakterische Beschwerden bestehen oder eine Unverträglichkeit oder eine Kontraindikation gegenüber anderen zur Osteoporoseprävention zugelassenen Arzneimitteln vorliegen.

Das mag jetzt verwirrend klingen: Einerseits weiß man, dass Östrogen dem Knochen hilft – anderseits will man die Hormone nicht allen Frauen verschreiben. Tatsächlich ist das auch manchmal für Ärztinnen und Ärzte nicht zu verstehen. Doch dazu muss man wissen, wie Behandlungsleitlinien entstehen: Ihre Entwicklung durch die Fachgesellschaften ist ein schwieriger Abwägungsprozess, bei dem man sich streng an der Evidenz von guten, am besten placebokontrollierten Studien orientiert. Dazu werden die Informationen aus verschiedenen Quellen in einer Leitlinienkommission diskutiert und beurteilt. Eine Leitlinie entsteht auch manchmal durch das Ringen verschiedener Positionen um einen Kompromiss.

Im konkreten Fall der Hormontherapie kommt erschwerend hinzu, dass die umstrittene WHI-Studie von 2002 eine der wenigen großen Goldstandardstudien zu diesem Thema war. Seither hat sich die Hormontherapie weiterentwickelt und in Deutschland werden mittlerweile auch andere Hormone und andere Anwendungsformen als in der WHI-Studie eingesetzt – hierzu gibt es zahlreiche vielversprechende Beobachtungsstudien mit Auswertung von einer großen Anzahl von Gesundheitsdaten. Trotzdem aber fehlen eine randomisierte, placebokontrollierte Doppelblind-Langzeitstudie zur Hormontherapie unter Berücksichtigung der modernen Therapieformen und damit auch die »handfeste« Evidenz.

MUSS ICH ANGST VOR EINER DEMENZ HABEN?

Wahrscheinlich hat jede von uns Angst, später einmal dement zu werden. Und tatsächlich erkranken Frauen häufiger an Alzheimer-Demenz als Männer. Rund zwei Drittel der weltweit 1,2 Millionen Alzheimer-Patienten sind weiblich. Woran liegt das?

Die Wahrscheinlichkeit, an einer Demenz zu erkranken, steigt ab einem Alter von 65 Jahren deutlich. Da Frauen durchschnittlich älter werden als Männer, führt man oft ihre höhere Lebenserwartung als Grund für das größere Demenzrisiko an. Doch selbst wenn man dies statistisch berücksichtigt, erkranken Frauen immer noch deutlich häufiger. Am Alter allein kann es also nicht liegen.

Wussten Sie schon?

Demenz ist der Oberbegriff für mehr als 50 Erkrankungen, die das Gedächtnis und die geistige Leistungsfähigkeit beeinträchtigen. Die Alzheimer-Demenz ist die häufigste Form der Demenz und macht rund zwei Drittel aller Fälle aus. Menschen mit Alzheimer werden zunehmend vergesslich, verwirrt und orientierungslos. Es gibt zwar Behandlungsmöglichkeiten, die die Symptome lindern beziehungsweise den Krankheitsverlauf hinauszögern, aber weder die Alzheimer-Krankheit noch andere Formen der Demenz sind bisher heilbar.

Die Hirnforschung hat sich deshalb angeschaut, was uns Frauen von den Männern unterscheidet: unser monatlicher Zyklus und das Fehlen des Östrogens in der Postmenopause. Östrogen regelt nicht nur unsere Reproduktionsfähigkeit, sondern spielt auch eine wichtige Rolle für unseren Hirnstoffwechsel und die kognitiven Prozesse. Es reguliert die Mitochondrien, die Kraftwerke der Zellen, und sorgt für die nötige Energie und die Verknüpfungen zwischen den Nervenzellen. Östrogen trägt zum Schutz der Nervenzellen bei und verhindert, dass sich die für Alzheimer typischen Plaques im Hirn ablagern. Östrogen ist somit der Treibstoff für unser Gehirn.

In unabhängigen Studien konnten US-amerikanische Hirnforscherinnen und -forscher belegen, dass bei einer Abnahme des Östrogens in den Wechseljahren die Nervenzellen nicht ausreichend mit Energie versorgt werden und es zu kurzfristigen kognitiven Einschränkungen kommt. Viele kennen das wahrscheinlich: Die Rede ist von Gedächtnisproblemen, Vergesslichkeit und Verwirrtheit – also das, was wir auch Brain Fog nennen. Mittelfristig können die hormonellen Veränderungen in und nach den Wechseljahren das Risiko für Demenz erhöhen, da mit dem Rückgang des Hormonspiegels ein wichtiges schützendes Element im weiblichen Gehirn verloren geht.

Interessant ist auch, dass Frauen, die sehr früh die Menopause erreichen oder deren Eierstöcke vor dem 45. Lebensjahr entfernt wurden, ein höheres Demenzrisiko haben, zumindest wenn sie keine Hormontherapie erhalten haben. Eine Studie der US-Krankenversicherung Kaiser Permanente belegt den Zusammenhang zwischen der Dauer unserer reproduktiven Phase und dem Risiko, an Demenz zu erkranken: Frauen, die 21 bis 34 Jahre fruchtbar waren, haben ein 26 Prozent höheres Demenzrisiko als Frauen mit einer Reproduktionsphase von 39 bis 44 Jahren.

Aufgrund dieser Erkenntnisse geht man zunehmend davon aus, dass die hormonellen Unterschiede dazu führen, dass Frauen häufiger von Demenz betroffen sind als Männer. Die genauen Zusammenhänge sind allerdings noch nicht abschließend erforscht.

Wussten Sie schon?

Auch der männliche Körper produziert Östrogen: Er stellt es aus Testosteron her. Der Normbereich liegt zwischen 20 und 55 pg/ml. Das entspricht den Werten, die eine Frau zu Beginn ihres Zyklus hat. Im Unterschied zur Frau schwankt das Östrogen beim Mann nicht und es bleibt bis ins hohe Alter erhalten. Ein 60-jähriger Mann hat also einen deutlich höheren Östrogenspiegel als eine 60-jährige Frau, die keine Hormontherapie erhält. Ob dies erklärt, warum Männer weniger von Demenzerkrankungen betroffen sind als Frauen, ist allerdings unklar.

Nun drängt sich die Frage auf, ob denn eine Hormontherapie, bei der das fehlende Östrogen ersetzt wird, das Demenzrisiko nicht senken könnte. Über die Antwort wird in der Wissenschaft noch gerungen.

Mal kann man in Publikationen lesen, dass die Hormontherapie das Demenzrisiko erhöht, mal heißt es, die Hormone würden unser Gehirn schützen.

Eine Zusatzstudie im Rahmen der WHI-Studie hatte bei Frauen, die bei Beginn der Medikation mit Östrogen aus Stutenurin allein und in Kombination mit dem Gestagen MPA älter als 65 Jahre waren, ein höheres Alzheimer-Risiko gezeigt als bei der Therapie mit dem Placebo. Andere Studien kommen zu dem Schluss, dass Frauen, die zeitnah zum Ausbleiben der Menstruation mit einer Hormontherapie beginnen, einen positiven Effekt für die Hirngesundheit mitnehmen.

Wie oben schon erwähnt weisen Frauen nach einer Eierstockentfernung vor dem 45. Lebensjahr ein höheres Demenzrisiko auf. Für sie scheint es laut einer Studie einen deutlich positiven Schutzeffekt zu geben, wenn sie direkt nach der Operation mit einer Östrogentherapie beginnen – im Unterschied zu Frauen, die keine solche Behandlung durchführten.

Der überwiegende Teil der vorliegenden Daten spricht dafür, dass es für den Schutz des Gehirns wichtig ist, direkt nach der Menopause beziehungsweise nach dem Ausbleiben der Hormone mit einer Hormontherapie zu beginnen. Ein späterer Beginn der Hormontherapie könnte hingegen das Alzheimer-Risiko sogar erhöhen. Es handelt sich hier allerdings ausschließlich um Beobachtungsstudien. Weiter konnte man feststellen, dass eine Hormontherapie für Frauen nicht hilfreich zu sein scheint, die bereits eine Alzheimer-Diagnose bekommen haben.

All das sind wichtige Erkenntnisse, doch in der Summe erlaubt die aktuelle Datenlage noch keine abschließende Beurteilung des Einflusses einer Hormontherapie auf das Demenzrisiko.

Doch es sind keineswegs allein die Hormone, die sich auf unsere Hirngesundheit auswirken. Es gibt andere wichtige Faktoren, die das Alzheimer-Risiko erhöhen. Dazu zählen Depressionen, Diabetes,

Adipositas, Schädel-Hirn-Traumata, Infektionen und chronische Entzündungen, aber auch Bewegungsmangel, Alkoholkonsum und vieles mehr. Sie mögen nun einwenden, dass das auch Risikofaktoren für die Hirngesundheit von Männern sind. Das ist richtig, aber es könnte auch sein, dass sich diese bei uns Frauen stärker auf den kognitiven Verlauf auswirken.

Wussten Sie schon?

Risikofaktoren für Demenz: Herzerkrankungen, Nierenerkrankungen, Diabetes, hohe LDL-Cholesterinwerte, Alkoholkonsum, Rauchen, Depression, Bewegungsmangel, fehlende geistige Aktivität, Ernährung, Adipositas, Bluthochdruck, vermindertes Sehvermögen, Hörverlust, fehlende soziale Kontakte, geringere Bildung, Luftverschmutzung.

Was passiert, wenn wir die Risikofaktoren von Demenz durch unseren Lebensstil minimieren? Dieser Frage ist die deutsche AgeWell-Studie nachgegangen. Für diese zweijährige Studie wurden 1000 Personen ausgesucht, die bereits an Diabetes oder Bluthochdruck erkrankt waren. Für die Hälfte der Probandinnen und Probanden wurden die Rahmenbedingungen ihrer Lebensführung deutlich verändert: Der Blutdruck wurde neu eingestellt, sie bekamen eine Ernährungsberatung und Diabetesmedikamente nach Bedarf, sie erhielten eine Anleitung zu körperlicher Bewegung und zu sozialen Aktivitäten, man verordnete ihnen kognitives Training und Therapieangebote bei Trauer und Depression. Die andere Hälfte der Studienteilnehmerinnen und -teilnehmer bekam lediglich umfangreiche Gesundheitsinformationen.

Das Ergebnis zeigt, dass in der ersten Gruppe das Demenzrisiko deutlich sank. Vor allem die gesündere Ernährung und eine verbesserte Einstellung des Bluthochdrucks waren dabei besonders wirksam. Folglich können wir unser Demenzrisiko durchaus beeinflussen.

Man hat sogar errechnet, dass sich in Deutschland jährlich mehr als 138 000 Demenzfälle vermeiden ließen, wenn man alle Risikofaktoren um 15 Prozent reduziert. Die Wissenschaftlerinnen und Wissenschaftler der AgeWell-Studie fordern deshalb eine bessere öffentliche Aufklärung und mehr Augenmerk auf die Prävention – dies auch in Verbindung mit der Tatsache, dass das starke Übergewicht inzwischen als Risikofaktor nicht nur für Herz-Kreislauf-Erkrankungen, sondern auch für Demenz erkannt wurde.

WORAUF KANN ICH MICH FREUEN?

Bezogen auf unsere weiblichen Hormone verläuft das Leben von uns Frauen in drei Phasen. Die erste und kürzeste Phase ist die Kindheit – der Eierstock schlummert. Daran schließt sich der relativ große Zeitraum der reproduktiven Zeit an, den wir mit der ersten Blutung (Menarche) betreten. Biologisch gesehen ist diese Phase von unserem Zyklus und den Sexualhormonen gesteuert. Sie eröffnet uns viele Möglichkeiten und birgt zugleich etliche Anforderungen an uns. Die längste Phase aber ist die der Postmenopause. Frauen sollten sich fragen, wie sie diesen Zeitraum gestalten wollen: Was nehme ich mir für die nächsten 30 oder 40 Jahre vor? Was kann ich tun, dass es mir in dieser Zeit gut geht. Wie kann ich gesund alt werden? Will und kann ich meinen Lebensstil verändern? Haben wir uns in den zurückliegenden Jahrzehnten hauptsächlich um die Familie und den Job gekümmert, sollten wir jetzt uns und unsere Gesundheit mehr in den Mittelpunkt stellen.

In vielen Zeitschriften oder auch in Büchern kann man davon lesen, dass die Wechseljahre eine Zeit des Neuanfangs und des Aufbruchs seien. Da ist von wunderbaren, fabelhaften und glücklichen Wechseljahren die Rede. Meist sieht man dann Bilder von Frauen, die fröhlich in die Kamera lächeln und ganz und gar nicht nach schlaflosen Nächten, Hitzewallungen oder Gewichtszunahme aussehen. Wenn Sie sich gerade noch in einer eher schwierigen Phase der Wechseljahre befinden, mag das wahrscheinlich wie Hohn auf Sie wirken.

Deshalb finden wir es immens wichtig, Frauen mit ihrem Leidensdruck in dieser Zeit der Wechseljahre ernst zu nehmen und ihnen vor allem Mut zu machen.

Schritt eins: Benennen Sie die Wechseljahre als Ursache für Ihre Symptome und holen Sie sich Hilfe! Keine Frau muss da allein durch. Jede Frau hat ein Recht darauf, dass man ihr in dieser mental wie körperlich herausfordernden Zeit hilft!

Schritt zwei: Machen Sie sich über Ihren eigenen Körper und die Besonderheiten der Wechseljahre schlau! Denn Wissen ist die Voraussetzung dafür, Dinge selbstbestimmt in die Hand zu nehmen. Nichts ist schlimmer, als sich ausgeliefert und hilflos zu fühlen.

Unser Ziel ist es, dass Frauen die Veränderungen in ihrem Körper verstehen. Wir möchten, dass sie auf Augenhöhe mit ihrer Frauenärztin oder ihrem Frauenarzt über das sprechen können, was sie belastet, und über eine für sie passende Therapie entscheiden können. Und wir hoffen, Ihnen in diesem Buch die Angst vor einer Hormontherapie genommen zu haben.

Schritt drei: Suchen Sie sich Verbündete! Sie sind nicht allein. Viele Frauen in Ihrem Alter kämpfen mit den gleichen Problemen. Und manchmal schafft ein offener Austausch in der Kaffeeküche oder beim Treff mit den Freundinnen eine ganz neue Verbundenheit. Die Wechseljahre sind die perfekte Zeit, damit Frauen zusammenfinden und sich gegenseitig stärken und unterstützen. Im Englischen gibt es den Begriff »Sisterhood«, mit dem der Zusammenhalt unter Schwestern oder in unserem Fall unter »Wechseljahre-Schwestern« gemeint ist. Schwesternschaft ist wertvoll, gibt uns Kraft, Zuversicht und manchmal auch die Gelegenheit, alles nicht so ernst zu nehmen. In Großbritannien werden übrigens seit vielen Jahren sogenannte Menopause-

Cafés für einen solchen Austausch organisiert. Vielleicht haben Sie Lust, so ein Menopause-Café ins Leben zu rufen?

Schritt vier: Denken Sie mehr an sich! Was tut Ihnen jetzt gut und was brauchen Sie jetzt? Stellen Sie sich selbst in den Mittelpunkt Ihres Lebens.

Oft heißt es, die Wechseljahre seien die zweite Pubertät. Und das ist durchaus richtig. Denn auch in den Wechseljahren rocken die Hormone noch mal so richtig und unser Körper ist danach erheblich verändert. Wobei manche Frau wohl sagen würden, dass die Pubertät im Vergleich zur Perimenopause eher ein Spaziergang war. Was aber können wir aus der Zeit der Pubertät für uns heute in den Wechseljahren lernen?

Zum einen wäre da die Vorfreude auf das, was noch vor uns liegt. Das Pläneschmieden und Sich-Ziele-Setzen und manchmal auch ein Träumen davon, was man noch machen will. In der Pubertät konnte man es kaum erwarten, endlich ein interessantes, erwachsenes Leben zu führen, bei dem alle Türen offen stehen. Und jetzt, in den Wechseljahren, brauchen wir ganz dringend ein großes Stück von diesem pubertären, vorfreudigen Optimismus. Denn natürlich wollen wir davon träumen, was wir in den nächsten Jahrzehnten noch tun können oder welche Art Frau wir sein wollen.

Und wäre es nicht cool, wenn unsere Umwelt genauso selbstverständlich auf uns Frauen in den Wechseljahren Rücksicht nehmen würde wie auf die jungen Menschen in der Pubertät? Schlechte Laune, Antriebslosigkeit, grundloses Weinen – bei einem »Pubertier« alles normal. Niemand würde ihm einen Vorwurf daraus machen. Vielleicht ist es illusorisch, eine solche Nachsicht für die Wechseljahre gesellschaftlich etablieren zu wollen. Aber wir selbst sollten ganz dringend in Bezug auf unsere eigene Person damit anfangen.

Manche Frauen sagen, dass sie mit ihren Symptomen leichter umgehen können, seitdem sie wissen, dass das die Wechseljahre sind.

Auf einmal ergebe alles Sinn. Dieses Wissen löse eine neue Akzeptanz bei ihnen aus, die sie freundlicher und mitfühlender mit sich selbst umgehen lässt. Sie müssen sich nicht mehr zusammenreißen, die Zähne zusammenbeißen und über ihre Grenzen gehen. Jetzt ist also die richtige Zeit, Aufgaben abzugeben, Dinge auch mal liegen zu lassen oder sich Unterstützung zu holen. Dieser neue nachsichtige Blick auf sich selbst kann jede von uns gelassener machen. Gelassenheit und Selbstliebe tun uns und unserem Umfeld jetzt gut.

Doch damit haben wir noch immer nicht beantwortet, auf was sich Frauen in der Postmenopause freuen können. Eigentlich auf alles, ist die einfache Antwort! Denn es liegen jetzt noch viele Jahrzehnte vor uns. Und mit dieser Zeit können Sie machen, was Sie wollen. Manche Frauen verlieben sich noch einmal, andere freuen sich auf die neue Zweisamkeit mit ihrem Partner oder der Partnerin, wenn die Kinder aus dem Haus sind. Manche können es kaum erwarten, sich endlich um das erste Enkelkind zu kümmern, andere wollen im Job noch mal durchstarten und sich um eine Beförderung bemühen. Oder sie entscheiden sich kürzerzutreten, um mehr Zeit für sich zu haben. Haben Sie schon mal daran gedacht, mit Ihrem Leben etwas ganz anderes anzustellen? Viele Frauen schöpfen nach der schwierigen Zeit der Perimenopause noch einmal Mut, völlig neue Wege zu beschreiten.

Es ist höchste Zeit, das Bild der mittelalten Frau für uns selbst und für die Gesellschaft zu verändern. Frauen über 50 sind nicht alt und alles andere als unsichtbar. Wir sind eine neue Generation von Frauen in der Lebensmitte. Wir sind schlau, erfahren, bunt, manchmal laut, cool, attraktiv und können gut über uns selbst lachen. Und wir fordern für uns Sichtbarkeit, Anerkennung, gute medizinische Betreuung und endlich mehr Forschung in Sachen Frauengesundheit. Postmenopausale Frauen sind ein großer Schatz für unsere Gesellschaft. Sie können mit ihrem Wissen, ihrer Gelassenheit und ihrer Lebenserfahrung die Welt um sich herum ein wenig besser machen. Vielleicht haben Sie ja Lust, sich politisch zu engagieren, sich ehrenamtlich einzubringen oder etwas ganz Neues zu lernen? Vielleicht kommen Sie aber auch zu dem Schluss, dass für Sie gerade alles perfekt ist. Alles ist möglich! Und auf all das können Sie sich jetzt freuen.

AUSGEWÄHLTE LITERATUR

Adler, Yael: Genial ernährt! Klüger essen, entspannter genießen, besser leben, München: Droemer 2025

Adler, Yael: Genial vital! Wer seinen Körper kennt, bleibt länger jung, München: Droemer 2023

Arbeitsgemeinschaft der Wissenschaftlichen Medizinischen Fachgesellschaften e.V. (AWMF): »S3-Leitlinie Peri- und Postmenopause – Diagnostik und Interventionen«, https://register.awmf.org/de/leitlinien/detail/015-062

Arbeitsgemeinschaft Gynäkologische Onkologie e. V. (AGO), Kommission Mamma: »Optionen der primären Prävention: Veränderbare Lifestyle-Faktoren«, https://www.ago-online.de/fileadmin/ago-online/downloads/_leitlinien/2019/PDF_DE/2019D_01_Optionen_der_primaeren_Praevention.pdf

Davis, Susan R.: »Use of Testosterone in Postmenopausal Women«, März 2021, Endocrinology and Metabolism Clinics of North America 50(1), S. 113–124, doi: 10.1016/j.ecl.2020.11002, PMID: 33518180

Deutsche Gesellschaft für Gynäkologie und Geburtshilfe e.V.: »Autoren der WHI-Studie bedauern Fehlinterpretation von Studiendaten«, Mai 2016, https://www.dggg.de/presse/pressemitteilungen-und-nachrichten/autoren-der-whi-studie-bedauern-fehlinterpretation-von-studiendaten

Dorn, Almut, Anneliese Schwenkhagen und Anke Rohde: PMDS als Herausforderung. Die prämenstruelle dysphorische Störung als schwerste Form des PMS, 2. Auflage, Stuttgart: Kohlhammer 2023

Eifert, Sandra und Suzann Kirschner-Brouns: Herzsprechstunde. Warum das weibliche Herz anders ist und wie es gesund bleibt, München: C. Bertelsmann 2023

Fournier, Agnès, Franco Berrino und Françoise Clavel-Chapelon [E3N-Studie]: »Unequal risks for breast cancer associated with different hormone replacement therapies: Results from the E3N cohort study«, Januar 2008, Breast Cancer Research and Treatment 107(1), S. 103–111, doi: 10.1007/s10549-007-9523-x

Fournier, Agnès, Sylvie Mesrine, Laure Dossus, Marie-Christine Boutron-Ruault, Françoise Clavel-Chapelon und Nathalie Chabbert-Buffet: »Risk of breast cancer after stopping menopausal hormone therapy in the E3N cohort«, Juni 2014, Breast Cancer Research and Treatment 145(2), S. 535–543, doi: 10.1007/s10549-014-2934-6

Hamm, Catharina: Save your Heart. Starte deinen Weg in ein herzgesundes Leben, München: dtv 2024

Hollstein, Tim: »Sport als Prävention – Fakten und Zahlen für das individuelle Maß an Bewegung«, Deutsches Ärzteblatt, Nr. 35–36 (2019), S. 1544–1548, https://www.aerzteblatt.de/archiv/sport-als-praevention-fakten-und-zahlen-fuer-das-individuelle-mass-an-bewegung-ddf79b20-2d80-4ebb-9484-611b1d3a01a0

Hölzel, Britta und Christine Brähler (Hg.): Achtsamkeit mitten im Leben. Anwendungsgebiete und wissenschaftliche Perspektive, München: O.W. Barth 2015

Islam, Rakibul, Robin J. Bell, Sally Green, Matthew J. Page und Susan R. Davis: »Safety and efficacy of testosterone for women: a systematic review and meta-analysis of randomised controlled trial data«, The Lancet Diabetes & Endocrinology, Bd. 7, Nr. 10 (2019), S. 754–766, https://www.thelancet.com/journals/landia/article/PIIS2213-8587(19)30189-5/abstract

Kast, Bas: Der Ernährungskompass. Das Fazit aller wissenschaftlicher Studien zum Thema Ernährung, München: Penguin 2022

Liedtke, Susanne und Christina Enzmann: Somebody told me. Ernährung als Schlüssel für mehr Wohlbefinden und Energie in den Wechseljahren, Wien: Brandstätter 2024

Mosconi, Lisa: Das weibliche Gehirn. Länger leben, besser schlafen, Demenz vorbeugen – wie Frauen gesund bleiben, Hamburg: Rowohlt 2024

Robert Koch-Institut: »Krebs in Deutschland für 2019/2020«, Berlin 2023, https://www.krebsdaten.de/Krebs/DE/Content/Publikationen/Krebs_in_Deutschland/krebs_in_deutschland_2023.pdf?__blob=publicationFile

Rossouw, Jacques E., Garent L. Anderson, Ross L. Prentice, Andrea Z. LaCroix, Charles Kooperberg, Marcia L. Stefanick, Rebecca D. Jackson, Shirley A. Beresford, Barbara V. Howard, Karen C. Johnson, Jane Morley Kotchen und Judith Ockene; Writing Group for the Women's Health Initiative Investigators [WHI-Studie]: »Risks and benefits of estrogen plus progestin in healthy postmenopausal women: principal results from the Women's Health Initiative randomized controlled trial«, 17. Juli 2002, Journal of the American Medical Association 288(3), S. 321–333, doi: 10.1001/jama.288.3.321, PMID: 12117397

Schaudig, Katrin, Nele Freerksen-Kirschner und Anneliese Schwenkhagen: »Hypothalamus und Hitzewallungen«, Gynäkologische Endokrinologie, Nr. 22 (2024), S. 241–246, https://link.springer.com/article/10.1007/s10304-024-00593-y

Schwenkhagen, Anneliese und Katrin Schaudig: Kompass Wechseljahre. Von Hitzewallungen und Gewichtszunahme: Hormontherapie – ja oder nein?, 2. Auflage, Stuttgart: Trias 2015

Sinnigen, Anke: Wechseljahre. Das Upgrade: Aufgeklärt und selbstbestimmt durch das Hormonchaos, Freiburg: Herder 2024

Stein, Miriam: Die gereizte Frau. Was unsere Gesellschaft mit meinen Wechseljahren zu tun hat, München: Goldmann 2022

Stiftung Deutsche Krebshilfe (Hg.): »Bewegung und Sport bei Krebs. Antworten, Hilfen, Perspektiven«, Blaue Ratgeber, 2021, https://www.krebshilfe.de/infomaterial/Blaue_Ratgeber/Bewegung-und-Sport-bei-Krebs_BlaueRatgeber_DeutscheKrebshilfe.pdf

The Women's Health Initiative Steering Committee: »Effects of conjugated equine estrogen in postmenopausal women with hysterectomy: The Women's Health Initiative randomized controlled trial«, 14. April 2004, Journal of the American Medical Association 291(14), S. 1701–1712, doi: 10.1001/jama.291.14.1701, PMID: 15082697

Zeun, Susan: »Phytohormone in der Frauenheilkunde: Mechanismen und Perspektiven«, Gynäkologie 58 (2025), S. 338–344, https://doi.org/10.1007/s00129-025-05360-z

Wissenschaftlicher Dachverband Osteologie e.V.: »DVO Leitlinie Osteoporose 2023«, https://leitlinien.dv-osteologie.org/kapitel/9-therapie/#9-5-medikamentoese-therapie

Zeun, Susan: Phytotherapie in der Frauenheilkunde. Praktisches Wissen griffbereit, New York: Thieme 2021

Videos und Podcasts

Deutsche Menopausegesellschaft e.V., Videos – Wissen macht cool!, https://www.menopause-gesellschaft.de/videos

Hormongesteuert – Der Wechseljahre-Podcast mit Dr. Katrin Schaudig

Meno an mich – Frauen mitten im Leben

Menomio – Der Podcast für glückliche Wechseljahre

Die Ernährungs-Docs

Frauenstimmen mit Ildikó von Kürthy

Dr. Anne Fleck: Gesundheit und Ernährung

Hallo Wechseljahre – Kraftvoll und ausgeglichen durch die Wechseljahre